Die medizinische Doktorarbeit – Schreiben mit System

Eine praktische Anleitung

DER AUTOR: Stefan Lang kennt den wissenschaftlichen Schreib- und Publikationsprozess aus eigener Erfahrung: Viele Jahre arbeitete er als Wissenschaftler in der klinischen und biotechnologischen Forschung. Heute verfasst er als selbstständiger SCIENTIFIC & MEDICAL WRITER medizinische Originalartikel, Reviews und Forschungsanträge. Als Schreibtrainer leitet er außerdem zahlreiche Kurse zum wissenschaftlichen Schreiben. Sein erfolgreichster Workshop ‚DIE MEDIZINISCHE DOKTORARBEIT' war die Grundlage dieses Buches.

ÜBER DIESES BUCH: Eine medizinische Doktorarbeit zu schreiben ist kein Spaziergang, eher eine Bergwanderung. Das heißt: Vorbereitung und Planung sind genauso wichtig wie eine detaillierte Karte, die den direkten Weg zum Gipfel weist. Dieses Buch ist eine solche Karte. Denn es gliedert den Schreibprozess in einzelne Phasen und Etappen, die die Doktorandinnen und Doktoranden schrittweise absolvieren können: Vorbereitung & Planung, Gliederung, wissenschaftliches Schreiben, Überarbeitung mit Schlusskorrektur und Layout. So gelangen die Promovierenden ohne Umwege ans Ziel und überzeugen nicht nur ihre Doktorväter, Doktormütter und Gutachter, sondern auch alle anderen Leser.

Stefan Lang

Die medizinische Doktorarbeit – Schreiben mit System

Eine praktische Anleitung

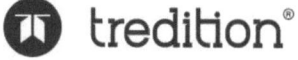

Bibliografische Information der Deutschen Nationalbibliothek:

Die Deutsche Nationalbibliothek verzeichnet diese Publikation in der Deutschen National-bibliografie; detaillierte bibliografische Daten sind im Internet über http://dnb.d-nb.de abrufbar.

BUCHCOVER-GESTALTUNG: Sabine Remolt (www.schech-design.de)

FOTO BUCHCOVER: Woman science technologist in laboratory ©Sergey Nivens (fotolia.com [#111170205])

ICONS BUCHCOVER: Education icons ©Nikolai Titov (fotolia.com [#75626372])

ILLUSTRATIONEN BUCHINNENTEIL: ©Dr. Stefan Lang

VERLAG & DRUCK: tredition GmbH, Halenreie 40 – 44, 22359 Hamburg

ISBN Paperback: 978-3-7482-9382-8

ISBN Hardcover: 978-3-7482-9383-5

ISBN e-Book: 978-3-7482-9384-2

Inhalt

Abbildungsverzeichnis

Verzeichnis der Praxis-Tipps

Das Projekt Doktorarbeit

Eine medizinische Doktorarbeit ist kein Zuckerschlecken, denn die Doktorandinnen und Doktoranden stehen vor schweren Herausforderungen: In relativ kurzer Zeit müssen sie experimentelle und statistische Methoden lernen. Außerdem müssen sie verstehen, was es überhaupt heißt, wissenschaftlich zu arbeiten. Sind die Ergebnisse dann „im Kasten" und die Daten ausgewertet, stellt sich schon die nächste Frage: „Wie soll ich daraus nun eine Doktorarbeit schreiben?"

Unsicherheiten und Ängste

Warum ist das wissenschaftliche Schreiben für viele Doktoranden ein Problem? Weil Doktorandinnen und Doktoranden der Medizin meist über nur eine sehr geringe oder gar keine Schreiberfahrung verfügen. Die Frage, wodurch ein Text eigentlich zum Wissenschaftstext wird, sorgt für die erste große Unsicherheit. Der Anspruch, sich präzise und zugleich verständlich auszudrücken, für die zweite. Und schließlich gibt es dann noch die vielen formalen Regeln und Vorschriften, die es zu beachten gilt – sie treiben den Promovierenden meist tiefe Sorgenfalten auf die Stirn: Wie zitiere ich korrekt? Wie viele Leerzeichen setze ich zwischen der Zahl und der wissenschaftlichen Einheit? Wie werden Überschriften nummeriert? Darf ich „ich" oder „wir" schreiben? Gehört die Zusammenfassung an den Anfang oder an das Ende? Fragen über Fragen.

Zu diesen Unsicherheiten gesellt sich die mangelnde Erfahrung mit Textverarbeitungs-, Rechtschreibkorrektur-, Grafik- und LITERATURVERWALTUNGSPROGRAMMEN. Während Absolventen anderer Fachrichtungen bereits im Studium zahlreiche Texte wie etwa Praktikumsberichte anfertigen mussten und auf diese Weise erste

Erfahrungen sammeln konnten, ergeht es Doktorandinnen und Doktoranden der Medizin oftmals ganz anders: Oft sitzen sie etwas ratlos vor ihrem Computer, wenn sie beginnen wollen, ihre Doktorarbeit zusammenzuschreiben.

Die Betreuung – manchmal keine große Hilfe

Seit etwa 10 Jahren führe ich regelmäßig Workshops zum wissenschaftlichen Schreiben durch. Die Schwierigkeiten, von denen die Kursteilnehmer dort berichten, haben sich über die Jahre nicht verändert. Die Betreuer der Doktorarbeit seien meist keine große Hilfe, berichten viele Teilnehmer. Denn: Mit Fragen und Problemen, die während des Schreibens auftauchen, wollen sie in der Regel nicht behelligt werden. Stattdessen beschäftigen sie sich erst am Ende des Schreibprojektes mit dem vollständigen Manuskript der Doktorarbeit. Ein Fehler – denn je früher sich Promovierende und Betreuer austauschen, desto weniger Arbeit haben alle Beteiligten am Ende. Beschäftigen sich die Betreuer erst mit dem finalen Manuskript, werden meist zahlreiche zeitraubende und nervtötende Korrekturschleifen notwendig. Ein strukturierter und planvoller Schreibprozess dagegen, der feste und frühzeitige Kontrollschritte vorsieht, spart Zeit und schont die Nerven – die der Promovierenden und die der Betreuer.

Aus diesem Grund habe ich mich entschlossen, aus meinem Workshop ein Buch zu machen – eine Anleitung zum wissenschaftlichen Schreiben speziell für Promovierende der Medizin. Es sollte ein praktisches Buch werden und es hat diese Ansprüche: Es soll die Promovierenden während des gesamten Schreibprozesses begleiten, ihre Arbeit in überschaubare Abschnitte gliedern und ihnen die Möglichkeit geben, während des Entstehungsprozesses immer wieder die Ausrichtung ihrer Doktorarbeit neu zu justieren. Darüber hinaus soll dieses Buch den Promovierenden Ängste und Unsicherheiten nehmen – denn nur dann können sie sich ganz auf das konzentrieren, worauf es ankommt: auf den wissenschaftlichen Inhalt.

So geht's besser: Arbeiten in Schreibphasen

Machen wir uns nichts vor: Eine medizinische Doktorarbeit zu schreiben, ist kein Sonntagnachmittagsspaziergang – eher eine alpine Bergwanderung. Bei einer Bergwanderung wäre es ungeschickt, einfach loszugehen, ohne sich vorher Gedanken über Ausrüstung, Ziel und Route zu machen. Fehlen wichtige Ausrüstungsgegenstände, muss man womöglich umkehren und die Tour auf den nächsten Tag verschieben. Hat man kein klares Ziel vor Augen, etwa weil der Gipfel am Morgen noch hinter Wolken verborgen war, kann man den Bedarf an Zeit und Proviant nicht planen. Und ohne sich für eine direkte Route entschieden zu haben, wird man viele Umwege gehen müssen, um endlich irgendwann, vermutlich spät nachts und völlig erschöpft ans Ziel zu gelangen.

Doch es geht auch anderes – das gilt für das Wandern und das wissenschaftliche Schreiben: Gliedern Sie Ihr Projekt „Doktorarbeit" in definierte Planungs- und Schreibphasen, die Sie Schritt für Schritt absolvieren können. Das wird Ihnen helfen, sich gut vorbereitet auf den Weg zu machen, Ihr Ziel im Blick zu behalten und eine Route zu wählen, die direkt und ohne Umwege zum Erfolg führt.

Entsprechend habe ich auch diesen Ratgeber in einzelne Planungs- und Schreibphasen unterteilt. Folgende Kapitel erwarten Sie in diesem Buch:

▸ **Vorbereitung:** Software, Technik und Organisation – auf die richtige Ausrüstung kommt es an.

▸ **Konzept:** Eckpunkte der Argumentation – so legen Sie die Koordinaten Ihres Ziels fest.

▸ **Gliederung:** die Argumentation in den Kapiteln und Abschnitten Ihrer Doktorarbeit – so vermeiden Sie Umwege.

▸ **Wissenschaftliches Schreiben:** Fokus auf Verständlichkeit und Präzision – so gelangen Sie direkt ans Ziel.

- **Überarbeitung:** Blick zurück – für eine stilistisch einwandfreie und formal korrekte Doktorarbeit.
- **Layout** – damit auch das äußere Erscheinungsbild der Doktorarbeit stimmt.

In diesem Buch finden Sie zahlreiche Textbeispiele und Praxis-Tipps und jedes Kapitel endet mit einer Kurzanleitung. Diese Kurzanleitung dient als Protokoll, also als konkrete Arbeitsanleitung in Kurzform. Legen Sie diese Anleitung einfach neben Ihre Tastatur und erledigen Sie die genannten Arbeiten Schritt für Schritt.

Eines ist mir besonders wichtig: Versuchen Sie, die Arbeitsschritte Vorbereitung, Konzept, Gliederung, Schreiben, Überarbeitung und Layout klar voneinander zu trennen. Alles in einem einzigen Schritt erledigen zu wollen, kann nicht gut gehen. Denn es ist bereits schwer genug, einen verständlichen und präzisen Text zu schreiben. Wenn Sie sich während des Schreibens gleichzeitig noch mit diversen Stilfragen und Formalitäten beschäftigen, passiert Folgendes: Sie werden immer wieder aus Ihrem wissenschaftlichen Gedankengang herausgerissen und müssen sich immer wieder neu eindenken – und dann wird es richtig schwer, etwas Strukturiertes, Verständliches und Präzises zu Papier zu bringen.

Trennen Sie daher die Arbeitsschritte: Bereiten Sie sich vor, legen Sie die Eckpunkte Ihrer Argumentation fest, gliedern Sie den Text und schreiben Sie anschließend die Rohfassung der Doktorarbeit. Zum Schluss überarbeiten Sie Ihre Doktorarbeit stilistisch und formal.

Dieses strukturierte Vorgehen ist viel effektiver, weil Sie sich während jedes einzelnen Arbeitsschrittes auf eine spezifische Herausforderung fokussieren können. Ein weiterer Vorteil: Jede der einzelnen Schreibphasen kann separat kontrolliert werden – von Ihnen selbst, von Ihrem Betreuer oder Ihrer Betreuerin oder von Freunden und Kollegen (Abb. 1).

Phase	Vorbereitung	Konzept	Gliederung	Schreiben	Überarbeiten	Layout
Fokus	Technik	Gesamtbild	Kapitel & Abschnitte	Absätze	Sätze, Worte	Schriftbild, Seitenaufbau
Nutzen	Hilfsmittel / Promotions- ordnung	roter Faden / argumentative Eckpunkte	Arbeitsplan / Informations- beschaffung	vollst. Text / Verständlich- keit & Logik	Stiloptimierung / formale Kontrolle	druckfertige Doktorarbeit
Kontrollen		✓	✓		✓	✓

Abbildung 1. Planungs- und Schreibphasen der medizinischen Doktorarbeit. Jede Phase hat ihren eigenen Schwerpunkt (Fokus). Die Ergebnisse jeder einzelnen Planungs- und Schreibphase bilden jeweils die Grundlage für den folgenden Arbeitsschritt (Nutzen). Jede Planungs- und Schreibphase können Sie separat kontrollieren (√= empfohlene Kontrollen).

. . . .

Praxis-Tipp: Bleiben Sie fokussiert!

Wenn Sie sich auf den Schwerpunkt jeder einzelnen Planungs- und Schreibphase konzentrieren, können Sie fokussierter und somit effektivier arbeiten.

- Wenn Sie an dem Konzept arbeiten, konzentrieren Sie sich auf die zentralen Aussagen Ihrer Doktorarbeit – alle Details lassen Sie außer Acht.
- Wenn Sie an der Gliederung arbeiten, liegt der Fokus auf der Argumentation innerhalb der Kapitel und Abschnitte – mit einzelnen Formulierungen müssen Sie sich jetzt noch nicht beschäftigen.
- Wenn Sie die erste Version Ihrer Doktorarbeit schreiben, geht es um Logik und Verständlichkeit – stilistische und formale Fragen verschieben Sie auf später.
- Wenn Sie Ihren Text überarbeiten, optimieren Sie seinen Stil und sorgen dafür, dass alle formalen Anforderungen erfüllt sind.
- Um das äußere Erscheinungsbild kümmern Sie sich erst ganz zum Schluss (Layout).

. . . .

Die Vorbereitung

In meinem Vorwort habe ich die Doktorarbeit mit einer Bergwanderung verglichen – auf beides sollte man sich intensiv vorbereiten. Vielleicht genügt es für einen kurzen Spaziergang, einfach Handy und Geldbeutel einzustecken und loszulaufen – nicht jedoch bei einer zünftigen Bergwanderung. Denn haben Sie Ihre Regenjacke vergessen, werden Sie trotz Handy und Geldbeutel fürchterlich nass werden. Daher beschäftigt sich das erste Kapitel dieses Ratgebers mit der notwendigen Vorbereitung und Ausrüstung – vor allem mit der Software, die Sie benötigen werden. Dieses Kapitel kann natürlich kein Software-Tutorial ersetzen. Es wird Ihnen aber die wichtigsten Funktionen nennen, die Sie zum Verfassen einer Doktorarbeit benötigen.

Die Technik

Textverarbeitung

Formatvorlagen

Wenn Sie ein neues Word-Dokument öffnen und beginnen zu schreiben, verwenden Sie automatisch die voreingestellte FORMATVORLAGE „Standard". Sie haben sicherlich bereits festgestellt, dass es auch Formatvorlagen für Überschriften unterschiedlicher Hierarchie gibt: die Überschrift 1 etwa für die großen Kapitel und die Überschriften 2, 3 und 4 für untergeordnete Abschnitte. Auch für alle anderen wiederkehrenden Textelemente wie etwa Abbildungslegenden oder Tabellenbeschriftungen können Sie sich eigene Formatvorlagen anlegen.

Formatvorlagen zu benutzen, bietet Ihnen folgende Vorteile: Aus den Überschriften können Sie das Inhaltsverzeichnis völlig automatisiert und fehlerfrei erstellen. Und: Ihre Doktorarbeit erhält ein stimmiges Erscheinungsbild, denn alle Elemente wie Absätze, Abbildungslegenden und Tabellenbeschriftungen besitzen jeweils ein einheitliches Aussehen. Das Erscheinungsbild zum Beispiel der Überschriften können Sie jederzeit nachträglich und für alle Überschriften im Text übereinstimmend ändern – einfach, indem Sie die Formatvorlage anpassen. Daher sollten Sie sich jetzt zu Beginn Ihres Projektes auch nicht mit Fragen des Layouts, also mit Dingen wie Schriftgrößen und Zeilenabständen auseinandersetzen. Benutzen Sie einfach Formatvorlagen, ändern können Sie sie später. In den Formatvorlagen stellen Sie auch den Abstand zwischen einzelnen Absätzen oder Überschriften ein. Keinesfalls sollte Sie Abstände erzeugen, indem Sie Leerzeilen einfügen (durch zweimaliges Drücken der RETURN-Taste). Solche doppelten Leerzeilen führen später meist zu einem sehr unruhigen Schriftbild.

Neben Formatvorlagen für Überschriften und vollständige Absätze (Formatvorlagen-Typ: „Absatz") gibt es auch solche, die nur einzelne Worte betreffen (Formatvorlagen-Typ: „Zeichen"). Damit kann man etwa englischen oder lateinischen Begriffen eine einheitliche Schreibweise (zum Beispiel *kursiv*) zuordnen. Einige Universitäten verlangen dies ausdrücklich. Die folgende Übersicht verrät Ihnen, welche Formatvorlagen beim Schreiben einer Doktorarbeit im Allgemeinen sinnvoll sind:

- Standard
- Abbildungslegende
- Listen

- Überschrift 1, 2, 3 etc.
- Tabellentitel, Tabellentext
- Anglizismen, Latinismen

Tabellen-Tool

Jedes Textverarbeitungsprogramm besitzt ein Werkzeug, mit dem man Tabellen erstellen oder aus Excel importierte Tabellen bearbeiten kann. Spaltenbreite, Zeilenhöhe und Begrenzungslinien lassen sich so korrekt und ordentlich einstellen. Nicht dagegen, wenn man versucht, eine Tabelle ohne dieses Tool zusammenzubasteln – etwa mithilfe von Leerzeichen oder Tabstopps. Das Ergebnis ist dann meist verheerend und nicht akzeptabel. Benutzen Sie also in jedem Fall die Option „Einfügen" → „Tabelle" Ihres Textverarbeitungsprogramms.

Seiten- und Abschnittswechsel

Beim SEITENWECHSEL springt der Cursor einfach auf die nächste Seite. Diese Funktion sollten Sie, wenn überhaupt, erst später benutzen, wenn Sie dem Layout Ihres Textes den letzten Feinschliff geben. Wichtiger sind die Abschnittswechsel, die Sie zwischen den Kapiteln oder zumindest nach den ersten Titelseiten und den Verzeichnissen einführen.

Mit einem ABSCHNITTSWECHSEL können Sie eine bestimmte PAGINIERUNG (Seitenzahlen) auf einen einzelnen Abschnitt beschränken. So tragen die ersten und letzten Seiten der Doktorarbeit, nämlich die Titelseiten und die Danksagung, meist keine Seitenzahlen. Die Seiten des Inhalts-, Abbildungs- und Tabellenverzeichnisses erhalten oft eine vom eigentlichen Text abweichende Nummerierung (z. B. mit römischen Ziffern). Die Paginierung des Textes Ihrer Doktorarbeit mit arabischen Ziffern beginnt dann mit „1" und erstreckt sich in jedem Fall bis zum Literaturverzeichnis. Mithilfe des Abschnittswechsels lässt sich also jeder Abschnitt individuell gestalten (hierzu müssen Sie, wenn Sie die Kopfzeile eines Abschnittes bearbeiten, die Option „mit vorheriger verknüpfen" deaktivieren).

Verzeichnisse

Das Inhaltsverzeichnis sollten Sie in jedem Fall automatisiert erstellen – kein Problem, wenn Sie die entsprechenden Formatvorlagen für Überschriften verwendet haben. Auch Abbildungs- und Tabellenverzeichnisse können Sie so generieren. Das Literaturverzeichnis erstellen Sie ebenfalls automatisiert mithilfe Ihrer LITERATURVERWALTUNGSSOFTWARE (siehe unten).

Soll Ihre Arbeit ein Abkürzungsverzeichnis enthalten? Dann legen Sie doch gleich zu Beginn Ihrer Arbeit eine Excel-Liste an, in der Sie alle benutzten Abkürzungen eintragen. Übrigens entbindet auch ein Abkürzungsverzeichnis nicht von der Verpflichtung, alle Abkürzungen im Text einzuführen.

Sinnvolle Werkzeuge: Schnellbausteine, Suchfunktion, Kommentare

SCHNELLBAUSTEINE (Feld): Hier finden Sie die Möglichkeit, in der Kopfzeile einer Seite die jeweilige Kapitelüberschrift zu platzieren. Zum Beispiel tragen dann alle bzw. je nach gewählter Einstellung nur die geraden oder ungeraden Seiten der Einleitung das Wort „Einleitung" in der Kopfzeile.

SUCHFUNKTION: Die Suchfunktion ist gerade für die abschließende Überarbeitung hilfreich. Denn mit ihr lassen sich Fehler und Stilprobleme gezielt aufspüren. Außerdem können Sie kontrollieren, ob Sie die eingeführten Abkürzungen durchgängig verwendet haben.

ÄNDERUNGEN NACHVERFOLGEN, KOMMENTARE: Beides erleichtert die Zusammenarbeit mit dem Betreuer. Bleiben gelöschte oder ergänzte Stellen im Text sichtbar, kann man diese Änderungen später entweder annehmen oder ablehnen. Und werden Anmerkungen mithilfe der Kommentarfunktion eingefügt, ist das sehr viel übersichtlicher, als wenn jemand seine Anmerkung einfach in den Text hinein schreibt.

Tabellenkalkulation

Keine Doktorarbeit ohne Balken-, Linien- oder Tortendiagramme. Viele Promovierende übernehmen für ihre Diagramme einfach das von dem Kalkulationsprogramm angebotene Standard-Layout. Doch dieses enthält meist überflüssige horizontale Linien, vielleicht eine ungeschickte Achsenaufteilung sowie Beschriftungen, die viel zu klein sind. All das können Sie jedoch manuell anpassen. Probieren Sie vor Beginn Ihres Schreibprojektes aus, wie man Fehlerbalken einführt, die Linienstärke der Diagramme verändert, und die Farben der Balken oder Tortenstücke auswählt (sinnvollerweise sollten identische Versuchsgruppen auch mit der gleichen Farbe oder dem gleichen Muster dargestellt werden).

Literaturverwaltung

Sie haben nicht ernsthaft vor, Ihr Literaturverzeichnis per Hand zu erstellen? Wer das versucht, bürdet sich eine Menge überflüssiger Arbeit auf – und wird zwangsläufig etliche formale Fehler begehen. Ganz anders, wenn man eines der vielen und zum Teil an Universitäten kostenfrei erhältlichen Literaturverwaltungsprogramme verwendet. Denn dann können Sie während Ihrer Recherche in einer medizinischen Datenbank wie PUBMED alle bibliografischen Angaben zu einer Quelle einfach per Mausklick auf Ihren Computer überführen (alternativ können Sie auch direkt aus Ihrer Literaturverwaltungssoftware heraus in den verschiedenen Datenbanken recherchieren). Anschließend lassen sich die gefundenen Quellen einfach in den Text einfügen. Das Literaturverzeichnis am Ende einer Doktorarbeit erstellt die Software dann zuverlässig und fehlerfrei und Sie können es jederzeit wieder verändern, wenn Sie sich etwa für einen anderen Zitierstil entscheiden.

Wie man mit einem Literaturverwaltungsprogramm arbeitet, lässt sich leicht erlernen: Es gibt zahlreiche Tutorials im Internet und viele Universitäten bieten Kurse an. Mehr als ein bis zwei Stunden werden Sie nicht benötigen, um sich einzuarbeiten.

Sonstige Technik: Rechtschreibkorrektursoftware

Je nach Thema Ihrer Doktorarbeit werden Sie zusätzliche Software wie etwa ein Statistik- oder Bildbearbeitungsprogramm benötigen. Auf diese kann ich hier nicht eingehen, da dies bei der Vielfalt der Promotionsthemen schnell den

Rahmen dieses Buches sprengen würde. Ich hoffe also auf Ihr Verständnis, wenn ich Sie an dieser Stelle auf die entsprechende Fachliteratur verweise.

Hilfreich ist in der Schlussphase Ihrer Doktorarbeit eine Rechtschreibkorrektursoftware. Word bietet eine eigene Korrekturhilfe. Andere Anbieter bieten Alternativen. Diese Programme sind meist sehr zuverlässig, erkennen Grammatik-, Punktation- und Rechtschreibfehler sowie formale Fehler wie zum Beispiel doppelte oder falsche Leerzeichen. In der Regel sind sie auch lernfähig, was bedeutet, dass Sie Fachbegriffe, die das Programm nicht kennt, per Hand eingeben können. „Sehr zuverlässig" heißt aber nicht „zu 100 % zuverlässig". Ein manuelles Korrekturlesen ist daher am Ende des Schreibprojektes unbedingt notwendig. Die folgende Abbildung 2 fasst die Funktionen der Textverarbeitungs-, Kalkulations- und Literaturverwaltungssoftware zusammen, die Sie in jedem Fall kennen sollten.

Text-verarbeitung	Formatvorlagen	Tabellen-Tool	Seiten- und Abschnittswechsel
	Verzeichnisse	Schnellbausteine	Suchfunktion
	Änderungen nachverfolgen	Kommentar einfügen	Rechtschreib-korrektur
Tab.-Kalkulation	Diagramme erstellen	Fehlerbalken	Diagramme bearbeiten
Lit.verwaltung	Recherche	Datenbank anlegen	Zitate im Text einfügen
	Literatur-verzeichnis	Zitierstil wählen	Zitierstil ändern
Sonstiges	Statistik	Bildbearbeitung	Datensicherung

Abbildung 2: Diese Softwarefunktionen sollten Sie kennen. Tab.-Kalkulation: Tabellenkalkulationsprogramm; Lit.verwaltung: Literaturverwaltungssoftware.

. . . .

Praxis-Tipp: Datensicherung

Blitzschlag, Computer-Crash, Blue Screen – alles weg? Schon die Möglichkeit eines solchen Super-GAUs sollte Ihnen den Angstschweiß auf die Stirn jagen. Super-GAU und Angstschweiß lassen sich vermeiden, indem Sie regelmäßig Ihre Dateien sichern – auf einem externen Speichermedium oder einer sicheren Cloud-Lösung:

- alle Texte, Diagramme und Bilder
- Ergebnisse statistischer Auswertungen
- Datenbank der Literaturverwaltungssoftware
- wichtige E-Mails oder Dokumente Ihres Betreuers oder der Universität
- Speicherintervall: mindestens täglich.

. . . .

Organisation und Planung

Die Promotionsordnung

Zu Beginn des Schreibprojektes „Doktorarbeit" sollten Sie sich nicht nur mit der Technik auskennen. Auch die wichtigsten formalen und organisatorischen Vorgaben der PROMOTIONSORDNUNG sollten Ihnen bekannt sein. Einige dieser Vorgaben sollten Sie bereits jetzt zu Beginn berücksichtigen, andere werden dagegen erst in der Schlussphase Ihrer Arbeit relevant werden.

Eines ist natürlich klar: Bevor Sie anfangen Ihre Doktorarbeit zu schreiben, müssen Sie sich klar sein, ob Sie die Doktorarbeit als Monografie verfassen wollen oder als publikationsbasierte KUMULATIVE DOKTORARBEIT. Bei einer MONOGRAFIE handelt es sich um die klassische Doktorarbeit, also um eine vollständig neuverfasste, wissenschaftliche Abhandlung. Bei der kumulativen Doktorarbeit werden dagegen die Texte Ihrer Fachartikel, die Sie als Erstautor in einer begutachteten (PEER REVIEW) Fachzeitschrift bereits veröffentlicht haben, nur um einige neu zu schreibende Abschnitte ergänzt. Welche das sind und wie viele Artikel Sie veröffentlicht haben müssen – das unterscheidet sich zwischen den Universitäten und ihren Promotionsvorschriften.

Weiterhin erfahren Sie in der Promotionsordnung, ob Sie Ihre Arbeit auch auf Englisch schreiben dürfen – sofern Deutsch nicht Ihre Muttersprache ist, ist das sicher vorteilhaft. Manche Promotionsordnungen schreiben eine exakte Gliederung vor, andere verlangen nur für die formalen Abschnitte wie Titelseite oder eidesstattliche Versicherung einen bestimmten Aufbau.

Gelegentlich schreiben Promotionsordnungen jedoch auch den Zitierstil, bestimmte Schrifttypen und die Schriftgrößen exakt vor. Die folgende Tabelle sagt Ihnen, um welche formalen Aspekte Sie sich jetzt zu Beginn des Schreibprojektes kümmern sollten.

zu Beginn wichtig	erst später relevant
Monografie oder kumulativ?	Form und Text der Titelseiten
Gliederung vorgeschrieben?	Verzeichnisse
Kumulativ: Zahl der notwendigen Veröffentlichungen	Zitierstil
Minimal- bzw. Maximalumfang (Zusammenfassung, Gesamttext)	Schreibweisen und Schriftbild
Sprache: englisch möglich?	Vorgaben zur Veröffentlichung

Der Betreuer, die Betreuerin

Wenn Sie diesem Buch folgen, werden Sie Ihre Doktorarbeit von Beginn an in definierten Planungs- und Schreibphasen erstellen, die separat durch Sie selbst oder durch Ihren Betreuer oder Ihre Betreuerin kontrolliert werden können. Das ist eine Chance für Sie – denn je früher Ihr Betreuer eingebunden wird, desto effektiver können Sie arbeiten. Haben Sie sich frühzeitig mit Ihrem Betreuer abgesprochen, schreiben Sie von Beginn an in die richtige Richtung. Die Zahl der Korrekturschleifen und Überarbeitungsrunden am Ende reduziert sich auf ein Minimum.

Viele Betreuer sagen zunächst, sie wollten sich erst zum Schluss mit dem vollständigen Manuskript beschäftigen. Aber ich denke, dass sie sich schnell überzeugen lassen, sich auch Ihre Zwischenergebnisse anzusehen. Denn die Vorteile liegen einfach auf der Hand. Versuchen Sie, wenn Sie eine Planungs- oder Schreibphase beendet haben, ein Feedback von Ihrem Betreuer zu bekommen – vielleicht, indem Sie konkrete Fragen stellen (oft tut es hierfür eine einfache E-Mail). Nach den folgenden Arbeitsschritten ist ein Feedback sehr hilfreich:

▶ **Konzept:** Schicken Sie Ihrem Betreuer das etwa halbseitige Konzept Ihrer Arbeit. Dieses besteht aus wenigen Sätzen zum Hintergrund, zur Fragestellung, zum methodischen Ansatz, zu den Ergebnissen und zur Schlussfolgerung Ihrer Arbeit (Seite 21). Ihr Betreuer kann dann schnell und intuitiv beurteilen, ob Sie auf dem richtigen Weg sind. Ohne viel nachdenken zu müssen, kann er Sie auf fehlende oder überflüssige Aspekte hinweisen. Für Ihren Betreuer bedeutet das nur wenige Minuten – Ihnen jedoch kann das womöglich viele Tage und Wochen zusätzlicher Arbeit ersparen.

▶ **Gliederung:** Wenn Sie Ihre Gliederung erstellen, werden vielleicht Detailfragen auftauchen, die Sie mit Ihrem Betreuer in knappen E-Mails direkt klären können. Außerdem erstellen Sie in diesem Arbeitsschritt bereits Abbildungen und Tabellen. Hier lohnt sich meist ein persönliches Treffen, um Datenauswahl und -darstellung zu besprechen (Seite 33).

▷ **Wissenschaftliches Schreiben:** Auch während der Schreibphase sollten gezielte Rückfragen an Ihren Betreuer oder Ihre Betreuerin möglich sein. In dieser Projektphase müssen Sie jedoch nicht auf das Feedback warten, sondern können in der Zwischenzeit an anderen Abschnitten der Doktorarbeit weiterarbeiten (Seite 67).

▷ **Überarbeitung:** Schicken Sie die finale Manuskriptversion an Ihren Betreuer. Vielleicht müssen Sie erkennen, dass Sie noch etwas verändern oder ergänzen müssen – dass die finale Version eben noch nicht „final" ist. Das macht nichts und ist völlig normal, denn das Überarbeiten und Korrigieren ist Bestandteil jedes Schreibprozesses (Seite 111). Wenn Sie sich jedoch frühzeitig mit Ihrem Betreuer ausgetauscht haben, wird am Ende nicht mehr allzu viel Arbeit anfallen.

· ·

Praxis-Tipp: „Fortschritt"-Datei

Im Laufe Ihres Schreibprojektes werden sich viele Dateien auf Ihrem Computer ansammeln – erste Konzepte und Überlegungen, Gliederungsvarianten, Textabschnitte, Bild- und Grafikdateien etc. Kurzum: Es wird schwierig, den Überblick zu behalten. Bei meinen eigenen Schreibprojekten führe ich daher eine „Fortschritt"-Datei, ein einfaches Word-Dokument, in dem ich chronologisch alle erstellten Dateien protokolliere, mündliche Vereinbarungen mit Koautoren notiere und ausstehende Arbeiten auflistе:

- Name und Datum der aktuellen Manuskriptversion
- Name und Datum der aktuellen Literaturverwaltungsdatei
- Liste sämtlicher Dateien (Abbildungen etc.)
- Anmerkungen des Betreuers (Kommentar, mündlich, E-Mail)
- Notizen zu zukünftigen Arbeiten (To-do-Liste)

· ·

Die richtige innere Einstellung

Der letzte Teil der Ausrüstung, die Sie für die Unternehmung „Doktorarbeit" benötigen, ist die richtige innere Einstellung. Der folgende Abschnitt beruht auf meinen Erfahrungen mit den Teilnehmern meiner Schreibkurse. Denn gerade junge Wissenschaftler und Wissenschaftlerinnen sind sich oft sehr unsicher, ob ihre Texte auch „wissenschaftlich" genug sind.

Diese Unsicherheit führt zu folgenden häufigen Schreibproblemen: Manchen fällt es schwer, überhaupt anzufangen. Andere kommen beim Schreiben nur sehr langsam voran, weil sie das soeben Geschriebene sofort wieder verändern, umschreiben oder löschen. Der Grund: Der Text „klingt" ihnen zu banal und unwissenschaftlich.

Diese Unsicherheit möchte ich Ihnen nehmen. „Wissenschaftlich" wird ein Text durch seinen wissenschaftlichen Inhalt. Um wissenschaftlich schreiben zu können, müssen Sie keine Geheimsprache lernen oder Vokabeln pauken. Sie müssen lediglich versuchen, sich präzise und verständlich auszudrücken. Die Sätze, die Sie hierfür schreiben, sollen möglichst kurz und einfach sein, um den Leser nicht zu überfordern. Die Worte, die Sie benutzen, sind im Wesentlichen die Ihrer Alltagssprache – zuzüglich der notwendigen Fachbegriffe. Fremdwörter, Floskeln und der manchmal in der Medizin anzutreffende JARGON sind überflüssig.

Das erste Problem, nämlich die Schwierigkeit anzufangen, umgehen Sie, indem Sie sich an die in diesem Buch vorgeschlagene Arbeitsweise halten. Gehen Sie schrittweise und planvoll vor, aber marschieren Sie nicht einfach los. Es ist wie bei einer Bergwanderung: Liegt das Ziel, der Gipfel, hinter Wolken verborgen, können Sie es mit der richtigen Karte dennoch erreichen. Die „Karte" zum Schreiben der Doktorarbeit soll dieses Buch sein.

Das zweite Problem, nämlich geschriebene Sätze vorschnell wieder zu löschen, können Sie so vermeiden: Schreiben Sie besonders schwierige Sätze und Passagen zunächst handschriftlich – ja, handschriftlich. Denn so zwingen Sie sich, sich intensiv mit den Worten und Begriffen zu beschäftigen. Nutzen Sie Pfeile und Verbindungslinien, um Zusammenhänge zu illustrieren. Sie werden sehen: Nach wenigen Minuten finden Sie die Lösung und Sie brauchen den Satz nur noch in den Computer zu tippen. Erinnern Sie sich außerdem daran, dass nach der Schreibphase noch eine Überarbeitungsphase folgt. Sie müssen also nicht auf Anhieb einen stilistisch perfekten Text erstellen.

Nun kann es eigentlich mit der praktischen Arbeit losgehen. Eine kleine Warnung noch zum Schluss: Vermeiden Sie Ablenkungen. Sich in wissenschaftliche Zusammenhänge einzudenken und sie anschließend zu Papier zu bringen, erfordert viel Konzentration. Sie merken, worauf ich hinaus will? Schließen Sie Ihr E-Mail-Programm, wenn Sie an Ihrer Doktorarbeit arbeiten wollen. Legen Sie keinesfalls Ihr Smartphone neben die Tastatur. Schalten Sie es stumm und offline, legen Sie es in die Schublade.

Es wird Momente geben, in denen kein Satz so recht gelingen will. Verzweifeln Sie nicht, sondern nutzen Sie Ihre Zeit dann für andere Tätigkeiten. Recherchieren Sie zum Beispiel nach Literatur oder beginnen Sie, Abbildungen und Tabellen zu gestalten. Versuchen Sie stets, jeweils mindestens eine Stunde am Stück konzentriert an Ihrem Manuskript zu arbeiten.

Kurzanleitung Vorbereitung

[1] Machen Sie sich mit den wichtigsten Funktionen der notwendigen Software vertraut (Minimalausstattung: Textverarbeitung, Tabellenkalkulation, Literaturverwaltung).

[2] Besorgen Sie sich ein externes Speichermedium oder eine sichere Cloud-Lösung für Ihre Datensicherung.

[3] Laden Sie sich die aktuelle Promotionsordnung herunter und identifizieren Sie die Stellen, die für die schriftliche Ausarbeitung der Doktorarbeit wichtig sind.

[4] Nehmen Sie Kontakt mit Ihrem Betreuer auf und versuchen Sie, einen regelmäßigen Austausch zum Fortschritt Ihrer Doktorarbeit zu vereinbaren.

[5] Erstellen Sie ein „Fortschritt"-Dokument, in dem Sie alle Dateien protokollieren. So wissen Sie stets, welche Version die aktuelle ist. Legen Sie außerdem ein Abkürzungsverzeichnis an.

[6] Stimmen Sie sich mental auf das Schreiben der Doktorarbeit ein. Schaffen Sie Freiräume, in denen Sie ungestört arbeiten könne.

20

Das Konzept der Doktorarbeit

Nur wer sein Ziel genau kennt, kann es auf direktem Weg erreichen. Das gilt für alle langdauernden Projekte und so auch für das Schreiben einer medizinischen Doktorarbeit. Das „Ziel" einer medizinischen Doktorarbeit ist es, dem Leser einen bisher unbekannten und sorgfältig geprüften medizinischen Sachverhalt so zu erklären, dass er nach der Lektüre etwas gelernt und eine greifbare Erkenntnis gewonnen hat. Ein solch anspruchsvolles Ziel erreichen Sie jedoch nicht durch ein ungeplantes und ungerichtetes Schreiben nach dem *Trial & Error*-Prinzip. Für ein solches Ziel benötigen Sie ein Konzept, das zunächst die Koordinaten des Ziels definiert, also die Eckpunkte Ihrer wissenschaftlichen Argumentation festlegt.

Die Eckpunkte einer wissenschaftlichen Argumentation

Konzept – die Koordinaten des Ziels ‚Doktorarbeit'

Die Koordinaten Ihres Ziels sind die Eckpunkte einer jeden wissenschaftlichen Argumentation (Abb. 3). Diese Eckpunkte sind (1) die Relevanz sowie der konkrete wissenschaftliche Hintergrund Ihres Forschungsprojektes, (2) die Fragestellung oder Zielsetzung, (3) der methodische Ansatz, mit dem Sie die Frage beantworten wollten, (4) die zentralen Ergebnisse sowie (5) die abschließende Schlussfolgerung. Ergänzen kann man die Schlussfolgerung noch um einen Ausblick, den Blick in die Ferne: Wie lassen sich die Erkenntnisse der Doktorarbeit klinisch-praktisch anwenden?

Konzept	
1	Relevanz und Hintergrund
2	Fragestellung oder Zielsetzung
3	methodischer Ansatz
4	Ergebnisse
5	Schlussfolgerung und Ausblick

Abbildung 3. Eckpunkte einer wissenschaftlichen Argumentation (Konzept). Eine wissenschaftliche Argumentation besteht immer aus dem Hintergrund und der Relevanz des Themas, also der Frage, warum die Forschung auf diesem Gebiet wichtig ist. Dann folgt die Fragestellung bzw. Zielsetzung sowie der methodische Ansatz, mit dem das Projekt bearbeitet wurde. Anschließend schildern Sie Ihre Ergebnisse und fassen diese in einer prägnanten Schlussfolgerung zusammen.

In einem Konzept halten Sie diese Argumentationsschritte in nur wenigen Sätzen fest. So wird ein umfangreiches Manuskript, das später an die 100 Seiten enthalten wird, auf etwa 1 Seite „eingedampft". Das Konzept ist gewissermaßen das Destillat, die Essenz der Doktorarbeit. Doch wofür ist es gut? Warum sollte man am Anfang seines Schreibprojektes all die Hintergrundinformationen, Methoden und Daten auf ein knappes Konzept reduzieren? Weil Sie mit Ihrem Konzept viele grundlegende Entscheidungen treffen und zahlreiche Weichen stellen können – mit dem Konzept halten Sie einen ersten Plan, die Blaupause Ihrer Doktorarbeit in den Händen. Darüber hinaus gibt es noch einige praktische Gründe, mit einem Konzept zu beginnen:

▸ Mit einem Konzept können Sie zu Beginn des Schreibprojektes mit Betreuern und Kollegen Ihre grundlegende Argumentation diskutieren – so schreiben Sie von Beginn an in die richtige Richtung.

▸ Das Konzept ist der Ausgangspunkt der Gliederung. Ist in dem Konzept der rote Faden sichtbar, werden auch die Gliederung und später der gesamte Text diesem roten Faden folgen.

▶ Das Konzept entspricht ziemlich genau dem Abschnitt „Zusammenfassung" Ihrer Doktorarbeit. Wenn Sie später Ihre Zusammenfassung schreiben, müssen Sie nur noch ein paar Details ergänzen.

▶ Auch das Kapitel „Problemstellung" enthält einige der genannten Eckpunkte: Relevanz, Fragestellung oder Zielsetzung, methodischer Ansatz.

Die Gliederung, die Zusammenfassung und die Problemstellung resultieren aus dem Konzept. Beginnen Sie Ihr Schreibprojekt mit einem Konzept, ist alles wie aus einem Guss.

. . . .

Praxis-Tipp: Schriftlich und in ganzen Sätzen

Versuchen Sie zu Beginn Ihres Schreibprojektes die Koordinaten Ihres Ziels zu definieren, indem Sie jeden dieser Eckpunkte schriftlich und in jeweils einem vollständigen Satz festhalten. Schriftlich, weil Gedanken flüchtig sind, und in vollständigen Sätzen, weil Sie sich so zwingen, den Sachverhalt genau zu durchdenken. Stichpunkte lassen sich auch niederschreiben, wenn man nur eine ungefähre Ahnung von seinem Thema hat.

▪ Gewöhnen Sie sich an, alle Planungsschritte und Überlegungen schriftlich festzuhalten.
▪ Formulieren Sie bereits in der Planungsphase vollständige Sätze. Dieser Aufwand macht sich später bezahlt.

. . . .

Die erste Koordinate: Relevanz und Hintergrund

Die Relevanz bzw. das übergeordnete Thema einer medizinischen Doktorarbeit ist fast immer eine Erkrankung. Bei eher grundlagenorientierten Arbeiten kann dies auch ein krankheitsrelevanter biologischer Mechanismus sein. Relevant ist eine

Erkrankung entweder wegen ihrer Schwere, wegen ihrer Folgen, wegen ihrer Häufigkeit oder wegen der fehlenden diagnostischen oder therapeutischen Möglichkeiten. Auch die verursachten Kosten können die Relevanz einer Erkrankung begründen. Beschreiben Sie diese Relevanz in knappen Worten. Schreiben Sie also nicht: „Die Bedeutung der Erkrankung XY ergibt sich aus der Tatsache, dass ihre Inzidenz in den letzten Jahren zugenommen hat." Schreiben Sie einfach: „Die Inzidenz von XY hat in den letzten Jahren zugenommen."

Darüber hinaus ist es zu Beginn eines Konzeptes notwendig, auch dem medizinisch vorgebildeten Leser die Fakten zu nennen, die er später braucht, um die Ergebnisse zu verstehen. Es geht also darum, den Hintergrund Ihres Forschungsprojektes kurz zu erläutern. Haben Sie etwa einen potenziell anti-inflammatorischen Wirkstoff und seine Wirkung auf die Interleukin-6-Signalkaskade untersucht, sollten Sie neben dem Wirkstoff auch die einzelnen Signalmoleküle, Enzyme oder Gene einführen, die später bei Ihren Ergebnissen auftauchen – es sind die wichtigen „Mitspieler" in Ihrer Doktorarbeit. Diese Mitspieler können Wirkstoffe, Moleküle, Zellen oder klinische Parameter wie Laborwerte oder anatomische Befunde sein.

▶ Notieren Sie sich für Ihr Konzept ein bis drei Sätze zu Relevanz und Hintergrund Ihrer Arbeit.

Die zweite Koordinate: Fragestellung oder Zielsetzung

Sicherlich haben Sie in Ihrer Doktorarbeit verschiedene Detailfragen und Einzelaspekte bearbeitet. Versuchen Sie jedoch, sie unter einer einzigen Fragestellung oder Zielsetzung zusammenzufassen. Das wird das Profil Ihrer Doktorarbeit schärfen und die Prägnanz des Textes erhöhen.

Zunächst einmal müssen Sie sich entscheiden, ob Ihrer Doktorarbeit eine Fragestellung oder aber eine Zielsetzung zugrunde lag. FRAGESTELLUNG bedeutet, dass zu Beginn Ihrer Forschungsarbeit eine „ob-Frage" formuliert wurde. Das trifft meistens dann zu, wenn Patienten, Probanden, Versuchstiere oder Zellen einen Wirkstoff oder eine andere Behandlung erhalten haben. Denn dann wollten Sie vermutlich herausfinden, ob durch diese Intervention ein bestimmter Effekt hervorgerufen wird. Eine ob-Frage lässt nur eine Ja-oder-Nein Antwort zu. Das bedeutet: Hier wurde eine HYPOTHESE getestet (Beisp.: „... sollte untersucht werden, ob ...").

Eine ZIELSETZUNG findet man dagegen bei eher beschreibenden, DESKRIPTIVEN Projekten. Hier wurde nicht interveniert, sondern beobachtet: Wie haben sich Inzidenzen, Prävalenzen oder sonstige Parameter über die Zeit verändert? Wie unterscheiden sie sich zwischen den Regionen? Welche Moleküle sind an einem zellulären Signalweg beteiligt? Welche dreidimensionale Struktur hat Protein XY? Das sind zwar alles Fragen, aber keine „ob-Fragen" (Beisp.: „... Ziel war es, ... zu charakterisieren.").

▶ Entscheiden Sie, ob Sie eine Fragestellung oder Zielsetzung benötigen.
▶ Versuchen Sie, Teilfragen oder Einzelaspekte unter einer übergeordneten Fragestellung oder Zielsetzung zusammenzufassen.
▶ Notieren Sie sich entsprechend ein bis zwei Sätze für Ihr Konzept.

Die dritte Koordinate: der methodische Ansatz

In einem Konzept nennen Sie nur wenige methodische Details. Sie beschreiben also nicht „wie" Sie Ihre Befunde erhoben haben, sondern nur „welche" Methoden Sie eingesetzt haben und „was" die Datengrundlage war. Haben Sie Patienten, Probanden, Versuchstieren oder Zellen untersucht oder haben Sie Patientenakten ausgewertet? Haben Sie molekularbiologische oder immunologische Methoden eingesetzt oder eine prospektive oder retrospektive Studie durchgeführt? Erwähnen Sie nur die Charakteristika Ihrer Patienten oder Probanden, die für das Untersuchungsergebnis relevant waren oder die Qualität Ihrer Forschung illustrieren (z. B. Stichprobenumfang). Statistische Methoden nennen Sie nur, wenn diese über die einfache Berechnung eines Mittelwertes und des P-Wertes hinausgehen (Beisp.: „... wurde in einer prospektiven Studie an 58 Probanden untersucht.").

▷ Nennen Sie in Ihrem Konzept nur die relevanten Charakteristika des Untersuchungsgegenstandes.

▷ Nennen Sie die verwendeten Methoden bzw. das Studiendesign Ihrer Untersuchung.

Die vierte Koordinate: die Ergebnisse

Formulieren Sie eindeutige und prägnante Ergebnisse, indem Sie Rohdaten zu Mittelwert, Median oder prozentualer Verteilung zusammenfassen und Angaben zur statistischen Aussagekraft ergänzen (P-WERT). Setzen Sie dabei die Werte in Relation zueinander, denn nur dann entsteht aus den nackten Zahlen ein wissenschaftliches Ergebnis. Es genügt also nicht, lediglich Einzelwerte und Messergebnisse zu nennen:

… betrug in den Blutproben der Kontrollgruppe 120 mg/dl und wurde in den Blutproben der XY-behandelten Versuchsgruppe mit 90 mg/dl bestimmt.

Schreiben Sie stattdessen:

Die XY-Behandlung reduzierte … um durchschnittlich 30 mg/dl ($p < 0{,}05$).

Manchmal beginnen Promovierende bereits mit dem Schreiben, bevor alle Analysen abgeschlossen sind. Sie können dann trotzdem an Ihrem Konzept arbeiten, solange zumindest die grundlegenden wissenschaftlichen Erkenntnisse Ihrer Doktorarbeit feststehen und sich mit ziemlicher Sicherheit nicht mehr ändern werden. Alternativ können Sie jedoch auch mit einzelnen Abschnitten Ihrer Gliederung fortfahren und später zum Konzept zurückkehren, wenn alle Daten ausgewertet sind.

▷ Beschreiben Sie jedes Ihrer Ergebnisse in jeweils ein bis zwei Sätzen.

Die fünfte Koordinate: Schlussfolgerung und Ausblick

Am Ende des Konzeptes müssen Sie Farbe bekennen: Konnten Ihre experimentellen oder klinischen Ergebnisse die Hypothese bestätigen? Wenn ja, dann formulieren Sie entsprechend eine klare Antwort und scheuen Sie sich nicht davor, die Wortwahl der Fragestellung mehr oder minder zu wiederholen. Denn dadurch wird dem Leser der Zusammenhang zwischen Fragestellung und Antwort bzw. Schlussfolgerung besonders klar vor Augen geführt.

Frage: „... die Frage, ob XY den Il-6-Signalweg inhibiert."
Antwort: „... konnte geschlussfolgert werden, dass XY den Il-6-Signalweg inhibiert."

Bei einer deskriptiven Arbeit gibt es manchmal keine eindeutige ‚Antwort‘. Vielmehr wurden verschiedene Befunde erhoben, die Sie an dieser Stelle zusammenfassen. Vielleicht lassen sich verschiedene Parameter wie Blutdruck, Blutlipide und Thromboseneigung zum „kardiovaskulären Risiko" oder die Fälle von Myokardinfarkt, Schlaganfall und peripherer arterieller Verschlusskrankheit von Diabetes-Patienten zu „makrovaskulären Komplikationen" zusammenfassen?

Eine Schlussfolgerung muss natürlich immer auf Ihren tatsächlichen Ergebnissen beruhen. Im Anschluss an die Schlussfolgerung können Sie aber noch einen Blick in die Zukunft wagen, spekulieren oder auch eine Empfehlung für weitere Studien oder eine praktische Anwendung aussprechen. Besonders elegant ist es, wenn Sie hier am Ende des Konzeptes wieder auf seinen Beginn zurückkommen: Beschreiben Sie etwa zu Beginn des Konzepts die „limitierten Behandlungsmöglichkeiten" einer Erkrankung, so könnte im Ausblick am Ende des Konzepts eine „potenzielle neue Therapie" stehen.

▹ Nennen Sie Ihre Schlussfolgerung in nicht mehr als einem Satz.
▹ Schreiben Sie, wenn es sich anbietet, einen Ausblick.

. . . .

Praxis-Tipp: Fragestellung in klaren Worten

Wann findet der Leser Ihre Arbeit besonders spannend? Wenn Sie sie prägnant formuliert haben und direkt zum Punkt kommen. Besonders wichtig ist das bei der Fragestellung oder Zielsetzung.

- **Zu lang und ungenau:** „... sollten die Ergebnisse der Nüchtern-Glukose-Konzentrationsbestimmung, des oralen Glukosetoleranztests und der Insulinkonzentrationsbestimmung von unbehandelten Probanden mit den Ergebnissen von Probanden verglichen werden, die zuvor den Wirkstoff XY erhalten hatten."
- **Auf den Punkt:** „... sollte untersucht werden, ob der Wirkstoff XY den Glukosemetabolismus der Probanden verbessert."

. . . .

Die Kontrolle des Konzepts

Nun haben Sie die wichtigsten Argumentationsschritte fixiert, haben sich für eine Fragestellung oder eine Zielsetzung entschieden und bereits die ersten Sätze Ihrer Doktorarbeit zu Papier gebracht – Zeit für die erste Kontrolle, denn schließlich möchten Sie sichergehen, von jetzt an in die richtige Richtung zu schreiben.

Den ersten Kontrollschritt können Sie selbstständig absolvieren: Kombinieren Sie die einzelnen Sätze, die Sie nun formuliert haben, zu einem Gesamttext. Wenn es Ihnen gelingt und der Text stimmig und rund klingt, sind Sie auf dem richtigen Weg. Ihr Text hat dann offensichtlich keine schwerwiegenden argumentativen Lücken oder logischen Brüche. Wenn Sie jedoch beim Lesen Ihres Konzeptes ins Stocken geraten, sollten Sie die entsprechenden Stellen überprüfen und korrigieren.

Der zweite Kontrollschritt: Schicken Sie Ihr Konzept an Ihren Betreuer oder Ihre Betreuerin – einfach per E-Mail. Stellen Sie konkrete Fragen wie zum Beispiel:

▶ Stimmen Sie mit Fragestellung und Schlussfolgerung überein?
▶ Fehlen bei der Relevanz und dem Hintergrund wichtige Aspekte?
▶ Sind die Ergebnisse logisch-nachvollziehbar angeordnet?

Das Konzept als Grundlage der nächsten Arbeitsschritte

Das Erstellen eines Konzepts ist keine optionale Vorarbeit, sondern bereits Bestandteil der eigentlichen Schreibarbeit. Auf der folgenden Seite sehen Sie eine Grafik (Abb. 4), die Ihnen zeigt, an welchen Stellen der Doktorarbeit die Eckpunkte des Konzepts wieder auftauchen und welche grundlegenden Entscheidungen bereits getroffen wurden.

Die Eckpunkte Relevanz und Hintergrund [1] werden Sie später zu Beginn der Einleitung näher erläutern und die „wichtigsten Mitspieler" in einzelnen, separaten Abschnitten behandeln. In der Problemstellung werden Sie neben der Fragestellung bzw. Zielsetzung [2] auch Teilfragen nennen. Ein paar wenige Sätze zum Hintergrund und zum methodischen Ansatz runden die Problemstellung ab [1, 3]. Der Ergebnisteil enthält die Befunde in der Reihenfolge, die Sie in Ihrem Konzept festgelegt haben [4]. Schlussfolgerung und Ausblick werden später Anfang und Ende der Diskussion bilden [5].

Mit einem Konzept haben Sie also eine solide Basis für die späteren Schritte. Ein Konzept ist jedoch nicht in Stein gemeißelt: Sollten Sie später etwas ändern wollen, weil Sie etwa zusätzliche Experimente in die Doktorarbeit aufnehmen möchten, dann ist das kein Problem. Passen Sie Ihr Konzept an, überprüfen Sie es erneut und überführen Sie dann alle Änderungen in die Gliederung bzw. den geschriebenen Text.

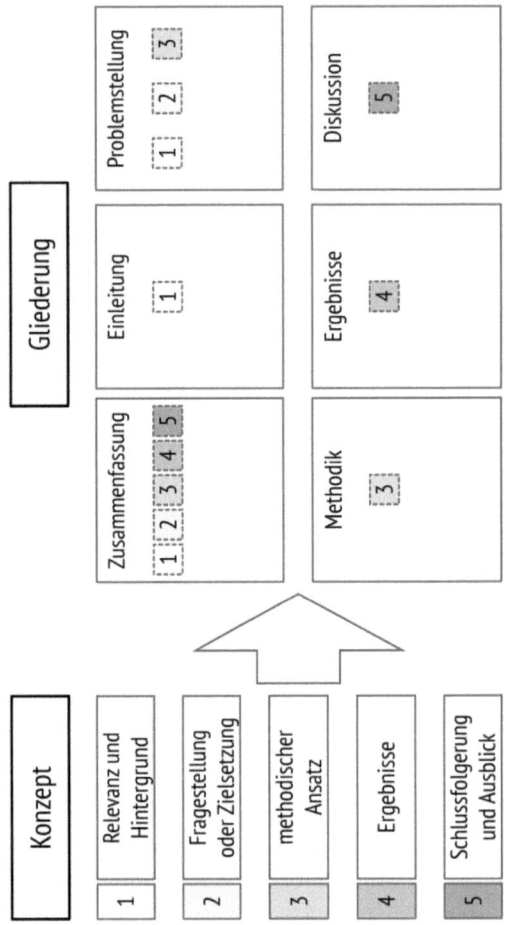

Abbildung 4. Die Eckpunkte des Konzepts als Grundlage der Gliederung. Die fünf Eckpunkte des Konzepts können Sie inhaltlich in die Gliederung überführen. Außerdem haben Sie mit Ihrem Konzept bereits einen Entwurf der etwa einseitigen Zusammenfassung, die Bestandteil jeder Doktorarbeit ist. Beachten Sie, dass auch in der Problemstellung einige Eckpunkte des Konzepts wiederholt werden.

Kurzanleitung Konzept

[1] Entscheiden Sie sich, ob Sie in Ihrer Doktorarbeit eine Hypothese getestet haben (Frage, ob eine Behandlung einen bestimmten Effekt hervorgerufen hat) oder deskriptiv geforscht haben (Ziel, etwas zu beschreiben oder zu charakterisieren).

[2] Schreiben Sie zu jedem der folgenden Eckpunkte mindestens einen vollständigen Satz:

> - Relevanz und Hintergrund
> - Fragestellung oder Zielsetzung
> - methodischer Ansatz
> - Ergebnisse (je ein Satz)
> - Schlussfolgerung und Ausblick

[3] Kombinieren Sie diese einzelnen Sätze zu einem Gesamttext und kontrollieren Sie, ob das Konzept stimmig klingt.

[4] Schicken Sie Ihr Konzept an Ihren Betreuer oder Ihre Betreuerin.

Die Gliederung

Mit dem Konzept haben Sie nun Ihr Ziel definiert. Ein weit entferntes Ziel erreicht man jedoch nicht „am Stück", sondern in kleineren Etappen. Planen Sie diese Etappen – mit einer detaillierten Gliederung. „Detailliert" bedeutet, dass Sie sich nicht auf ein paar stichpunktartige Überschriften beschränken, sondern den präzisen Ablauf aller Argumentationsschritte skizzieren und in einzelne Kapitel, Abschnitte und Absätze gliedern. Außerdem sammeln Sie bereits jetzt die Informationen, die Sie später für das Schreiben Ihrer Doktorarbeit benötigen. Und: Sie erstellen Abbildungen und Tabellen. Auf die Weise erhalten Sie ein sehr genaues Bild Ihrer Dissertation und können Inhalt und Struktur optimieren, bevor Sie beginnen, zu schreiben. Das ist sehr effektiv.

Technische und formale Aspekte der Gliederung

Kapitel

Jeder wissenschaftliche Text ist in Texteinheiten strukturiert: Er besteht immer aus den großen Kapiteln Einleitung, Material und Methoden, Ergebnisse und Diskussion. Diese Grundstruktur wird auch IMRAD-STRUKTUR genannt – nach den englischen Begriffen *Introduction*, *Methods*, *Results And Discussion*.

Zusätzlich zu diesen IMRAD-Kapiteln haben auch andere Teile einer medizinischen Doktorarbeit den Stellenwert eines Kapitels, wobei es hier einige Unterschiede zwischen den Promotionsordnungen der Universitäten gibt: Die Zusammenfassung etwa hat den Stellenwert eines eigenständigen Kapitels. Manchmal wird sie der Doktorarbeit vorangestellt, manchmal am Ende platziert. Einige Universitäten verlangen auch, dass die Problemstellung und die Schlussfolgerung als eigenständige Kapitel zu behandeln sind und entsprechende Überschriften bekommen. Andere sehen Problemstellung und Schlussfolgerung dagegen als Abschnitte der Einleitung bzw. Diskussion. Die „Problemstellung" wird übrigens sehr oft auch „Zielsetzung" bzw. „Problemstellung und Zielsetzung" genannt.

Gelegentlich schreiben die Promotionsordnungen auch weitere Kapitel vor wie etwa ein Abkürzungs-, Abbildungs- und Tabellenverzeichnis. Sie sehen: Was die grobe Aufteilung einer medizinischen Doktorarbeit in einzelne Kapitel anbelangt, haben Universitäten ganz unterschiedliche Vorstellungen. Ihre Aufgabe ist es nun, sich hierzu frühzeitig zu informieren. Für die Kapitelüberschriften wählen Sie die Formatvorlage „Überschrift 1". Diese Überschriften stehen also ganz oben in der Hierarchie der Überschriften.

Die folgende Abbildung 5 zeigt exemplarisch einige Gliederungsvarianten, die aus aktuellen Promotionsordnungen stammen. Auf die rein formalen Kapitel und Abschnitte (Titelseite, Verzeichnisse, Danksagung, Anhang) habe ich aus Gründen der Übersichtlichkeit verzichtet. Ich werde sie später behandeln. Wie Sie in der Abbildung 5 sehen, bestehen folgende Unterschiede:

▶ Position der Zusammenfassung

▶ Vorgeschriebene Verzeichnisse

▶ Position der Abkürzungs-, Abbildungs- und Tabellenverzeichnisse

▶ Problemstellung als Bestandteil der Einleitung oder als eigenständiges Kapitel

▶ Schlussfolgerung als Bestandteil der Diskussion oder als eigenständiges Kapitel

Bei kumulativen Doktorarbeiten muss in der Regel neben einer deutsch- und / oder englischsprachigen Zusammenfassung auch eine Einleitung mit Problemstellung verfasst werden, die die Publikationen in den wissenschaftlichen Kontext einordnet. An die Stelle der anderen Abschnitte (Material & Methoden, Ergebnisse, Diskussion) treten dann die Originalpublikationen.

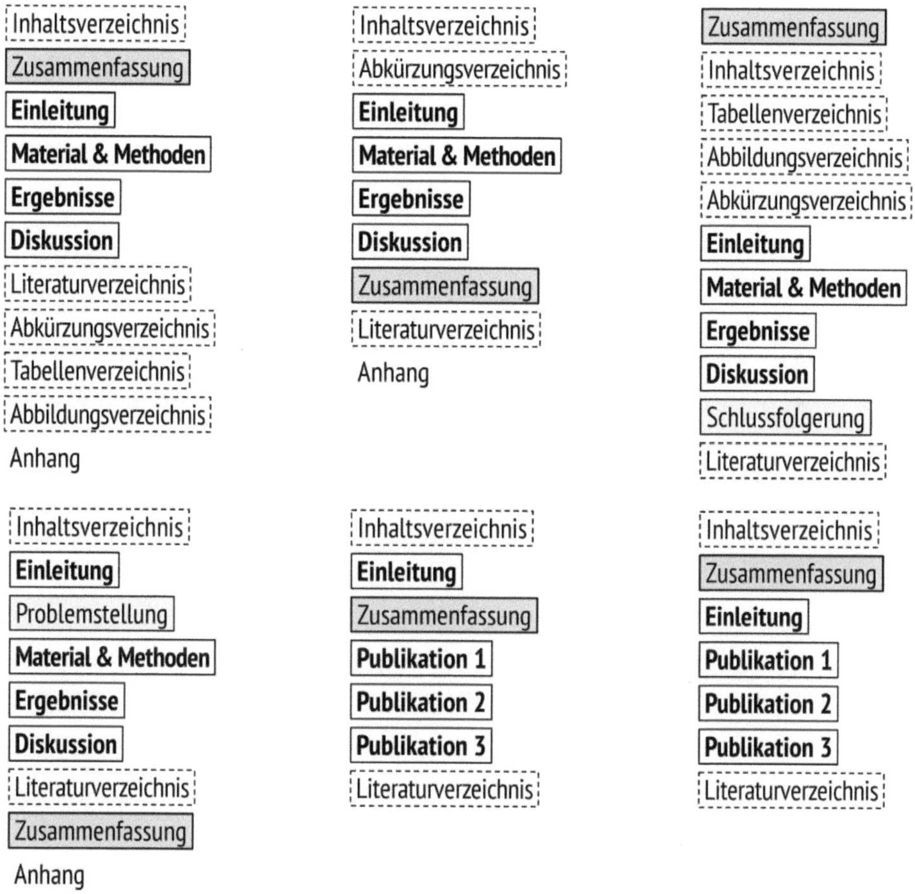

Inhaltsverzeichnis
Zusammenfassung
Einleitung
Material & Methoden
Ergebnisse
Diskussion
Literaturverzeichnis
Abkürzungsverzeichnis
Tabellenverzeichnis
Abbildungsverzeichnis
Anhang

Inhaltsverzeichnis
Abkürzungsverzeichnis
Einleitung
Material & Methoden
Ergebnisse
Diskussion
Zusammenfassung
Literaturverzeichnis
Anhang

Zusammenfassung
Inhaltsverzeichnis
Tabellenverzeichnis
Abbildungsverzeichnis
Abkürzungsverzeichnis
Einleitung
Material & Methoden
Ergebnisse
Diskussion
Schlussfolgerung
Literaturverzeichnis

Inhaltsverzeichnis
Einleitung
Problemstellung
Material & Methoden
Ergebnisse
Diskussion
Literaturverzeichnis
Zusammenfassung
Anhang

Inhaltsverzeichnis
Einleitung
Zusammenfassung
Publikation 1
Publikation 2
Publikation 3
Literaturverzeichnis

Inhaltsverzeichnis
Zusammenfassung
Einleitung
Publikation 1
Publikation 2
Publikation 3
Literaturverzeichnis

**Abbildung 5. Exemplarische Gliederungsvarianten aus aktuellen Promotionsord-
nungen.** Auf Abschnitte wie Titelseite, Danksagung und eidesstattliche Versicherung habe
ich aus Gründen der Übersichtlichkeit verzichtet. Die „Problemstellung" wird in manchen
Promotionsordnungen auch „Zielsetzung" und das Kapitel „Material & Methoden" manchmal nur „Methodik" genannt. Oft ist die Problemstellung auch Bestandteil der Einleitung.
Die beiden letzten Beispiele entsprechen einer kumulativen Dissertation (Publikation 1–3).

Abschnitte und Absätze

Da die Kapitel Einleitung, Material & Methoden, Ergebnisse und Diskussion sehr umfangreich sein können, benötigen sie für unsere Planung eine weitere Unterteilung – in Abschnitte oder Unterkapitel. So kann eine Einleitung zunächst die Epidemiologie einer Erkrankung beschreiben, dann die bestehenden Therapieoptionen bzw. ihre Limitationen nennen und schließlich etwa einen neuen Wirkstoff und seine Wirkweise vorstellen. Epidemiologie, Therapieoptionen, Wirkstoff und ggf. Problemstellung wären dann Abschnitte innerhalb der Einleitung. Setzen Sie für diese Abschnitte die Formatvorlage „Überschrift 2" ein. Innerhalb dieser Abschnitte kann wiederum eine Untergliederung notwendig sein, zum Beispiel wenn Sie die Epidemiologie verschiedener Regionen beschreiben möchten oder die Informationen zu einem Wirkstoff in Wirkweise, Studienergebnisse und Anwendungsbeobachtungen gliedern wollen. Dann benötigen Sie eine weitere Untergliederung und wählen für diese Überschriften entsprechend die Formatvorlage „Überschrift 3".

Ebenso werden auch die folgenden Kapitel Material & Methoden, Ergebnisse und Diskussion in Abschnitte untergliedert. Es ist sehr wahrscheinlich, dass Sie Material & Methoden in das Untersuchungsgut, das verwendete Material und die verschiedenen Arten von Untersuchungsmethoden unterteilen (z. B. immunologische Methoden, DNA-Sequenzierungen und Tierversuche). Diese würden dann eine Überschrift der zweiten Hierarchie erhalten, die einzelnen Verfahren dann eine Überschrift der dritten Hierarchie (Formatvorlagen für Überschriften 2 und 3). Für die Ergebnisse verfahren Sie auf dieselbe Weise und auch die Diskussion wird oft in Abschnitte unterteilt.

Überschriften der drei obersten Hierarchien einzusetzen (Überschriften 1 – 3), ist in den meisten Fällen ausreichend. Gelegentlich ist es auch sinnvoll, den Text mit einer vierten oder sogar fünften Hierarchie zu gliedern (Überschriften 4, 5). Das ist jedoch nicht immer nötig, denn es gibt ein weiteres Strukturelement, das einen umfangreichen Text in übersichtliche Häppchen unterteilt – den Absatz.

Ein Absatz trägt keine Überschrift und dennoch ist er eine wichtige strukturelle Einheit: Ein Absatz beinhaltet immer einen abgeschlossenen Gedankengang zu einem bestimmten wissenschaftlichen Aspekt. Ist der Gedanke zu Ende gedacht, folgt der nächste Absatz.

Ein Absatz, der nur aus einem Satz besteht, enthält keinen Gedankengang, sondern nur eine Information – solche Absätze sind also zu kurz und der Text würde zu kleinteilig und unzusammenhängend wirken. Umgekehrt enthält ein Absatz, der über eine vollständige Seite läuft, vermutlich mehrere Gedankengänge zu verschiedenen Aspekten. Hier sollte man also stärker gliedern und den Text auf mehrere Absätze verteilen. Mit dem Absatz wird sich dieser Ratgeber zwar noch sehr intensiv beschäftigen, wenn es später um das wissenschaftliche Formulieren geht. Trotzdem sollten Sie bereits jetzt, während der Arbeit an der Gliederung, Ihre Absätze planen. Die Gliederung wird dadurch sehr detailliert – eine gute Ausgangslage für das spätere Schreiben.

Überschriften: wissenschaftliche Konventionen

Zur Verwendung und Nummerierung von Überschriften gibt es in der Wissenschaft ein paar formale Regeln. Viele sind es nicht, aber ein paar Dinge gibt es zu beachten. Das Wichtigste zuerst: Niemals, unter keinen Umständen sollten Sie Überschriften per Hand nummerieren. Das führt zwangsläufig zu Fehlern. Außerdem ist es überflüssig, da Ihr Textverarbeitungsprogramm das für Sie erledigen kann – und zwar richtig. Sie müssen nur die entsprechenden Formatvorlagen verwenden und die richtige Nummerierungsvariante auswählen. Bitte beachten Sie dabei folgende Regeln:

Regel 1: Auf die Nummer einer Überschrift folgt kein Punkt.
Der Grund: Die Nummer zeigt die Hierarchie der Überschrift an, ist aber nicht Bestandteil einer Liste (also nicht im Sinne von erstens, zweitens, drittens).

1 Kapitel	(Überschrift 1)
1.1 Abschnitt	(Überschrift 2)
1.1.1 weitere Untergliederung	(Überschrift 3)
1.1.2 weitere Untergliederung	(Überschrift 3)
1.2 Abschnitt	(Überschrift 2)
2 Kapitel etc.	(Überschrift 1)

Wenn Sie nicht nur Überschriften der ersten drei Hierarchien einsetzen, sondern auch welche der vierten und fünften Hierarchie, werden die Zahlen schnell unübersichtlich. In diesem Fall gibt es einen Trick: Benutzen Sie für die Überschrift 1 eine römische Ziffer. Beginnen Sie dann den folgenden Abschnitt mit einer einstelligen arabischen Ziffer. So haben Sie sich eine Zahl „gespart":

2 Kapitel (Überschrift 1)	**II Kapitel** (Überschrift 1)
2.1 Abschnitt (Überschrift 2)	1 Abschnitt (Überschrift 2)
2.1.1 weitere Untergliederung (Überschrift 3)	1.1 weitere Untergliederung (Überschrift 3)
2.1.1.1 weitere Untergliederung (Überschrift 4)	1.1.1 weitere Untergliederung (Überschrift 4)
2.1.1.2 weitere Untergliederung (Überschrift 4)	1.1.2 weitere Untergliederung (Überschrift 4)

Regel 2: Wenn Sie einen Abschnitt gliedern, müssen mindestens zwei Teile entstehen.
Gliedern bedeutet teilen. Aus diesem Grund wäre in dem folgenden Beispiel die Gliederung auf der linken Seite nicht richtig, da der Abschnitt 2.3 nur einen einzigen Unterpunkt enthält, nämlich 2.3.1. Je nach Inhalt sollte man sich dann überlegen, ob dieser Unterpunkt ohne separate Überschrift in dem übergeordneten Abschnitt 2.3 behandelt werden kann (links) oder ob es möglich ist, eine weitere Untergliederung einzuführen (rechts):

2.3 Abschnitt (Überschrift 2)	2.3 Abschnitt (Überschrift 2)
~~2.3.1 weitere Untergliederung (Überschrift 3)~~	2.3.1 weitere Untergliederung (Überschrift 3)
2.4 Abschnitt (Überschrift 2)	2.3.2 weitere Untergliederung (Überschrift 3)
2.5 Abschnitt (Überschrift 2)	2.4 Abschnitt (Überschrift 2)
	2.5 Abschnitt (Überschrift 2)

Regel 3: Der Text beginnt immer nach der Überschrift der untersten Hierarchie.

Folgt wie im letzten Beispiel auf die Überschrift 2.3 ein Unterpunkt 2.3.1 (bzw. 2.3.2), dann darf der Text erst nach diesen Überschriften folgen (rechts), nicht jedoch direkt nach der Überschrift 2.3 (links). Bei der nächsten Überschrift 2.4 folgt keine weitere Untergliederung. Daher darf der Text hier direkt anschließen:

2.3 Abschnitt (Überschrift 2)

~~Text, Text, Text, Text, Text, Text, Text, Text, Text, Text, Text, Text, Text, Text, Text~~

2.3.1 weitere Untergliederung (Überschrift 3)

Text, Text, Text, Text, Text, Text, Text, Text, Text, Text, Text, Text, Text, Text, Text

2.3.2 weitere Untergliederung (Überschrift 3)

Text, Text, Text, Text, Text, Text, Text, Text, Text, Text, Text, Text, Text, Text, Text

2.4 Abschnitt (Überschrift 2)

Text, Text, Text, Text, Text, Text, Text, Text, Text, Text, Text, Text, Text, Text, Text

2.3 Abschnitt (Überschrift 2)

2.3.1 weitere Untergliederung (Überschrift 3)

Text, Text, Text, Text, Text, Text, Text, Text, Text, Text, Text, Text, Text, Text, Text

2.3.2 weitere Untergliederung (Überschrift 3)

Text, Text, Text, Text, Text, Text, Text, Text, Text, Text, Text, Text, Text, Text, Text

2.4 Abschnitt (Überschrift 2)

Text, Text, Text, Text, Text, Text, Text, Text, Text, Text, Text, Text, Text, Text, Text

Vielleicht wundern Sie sich über die Regel 3, weil Sie in einigen Lehrbüchern bereits so etwas gesehen haben: Nach der Kapitelüberschrift folgt erst einmal ein Text, bevor dann später erst mit der eigentlichen Gliederung begonnen wird.

3 Wachstumsstörungen

Text Text Text Text Text Text Text Text Text Text Text Text Text Text Text Text Text Text Text Text Text Text Text Text Text Text Text Text Text Text Text Text Text Text Text Text Text Text Text Text Text Text Text

3.1 Entwicklungswachstum

3.1.1 Gametopathien

Text Text Text Text Text Text Text Text Text Text Text Text Text Text Text Text Text Text Text Text Text Text Text Text Text Text Text Text Text Text Text Text Text Text Text Text Text Text Text Text Text Text Text

Streng genommen wäre der Text, der auf die Überschrift „3 Wachstums-störungen" folgt, falsch, da er sich außerhalb der Gliederung befindet. Jedoch erkennen Sie an der kursiven Schreibweise (in manchen Büchern auch an einem farbigen Hintergrund), dass sich der Text vom eigentlichen Fachtext unterscheidet. Oft wollen Autoren vorab, bevor sie das eigentliche Thema behandeln, noch etwas loswerden – etwas zum Aufbau des folgenden Kapitels, eine historische Betrachtung oder eine amüsante Anekdote. Da dies nicht zum eigentlichen Fachthema gehört, stellten sie den Text außerhalb der eigentlichen Gliederung und machten dies durch eine auffällige Formatierung deutlich. Das ist in solchen Fällen erlaubt und auch in Doktorarbeiten möglich.

. . . .

Praxis-Tipp: Absätze planen mit Stellvertretersätzen

Absätze erhalten keine Überschrift, sind aber wichtige Strukturelemente eines Textes – wie kann man sie also in einer Gliederung berücksichtigen? Schreiben Sie einfach stellvertretend für jeden geplanten Absatz einen vollständigen Satz (STELLVERTRETERSATZ, SENTENCE OUTLINE). Dieser Satz sollte das Thema des geplanten Absatzes nennen und es mit einer Aussage verknüpfen. Denn wenn Sie sich in Ihrer Gliederung einen Satz wie „Die therapeutischen Möglichkeiten zur Behandlung des malignen Melanoms sind limitiert" notieren, dann wissen Sie auch Wochen später noch genau, was Sie an dieser Stelle sagen wollten. Haben Sie sich stattdessen nur ein paar Stichpunkte notiert wie etwa „Therapie malignes Melanom", ist das nicht so hilfreich.

Wenn wir im nächsten Kapitel das absatzweise Schreiben behandeln, wird es auch um den sogenannten TOPIC SENTENCE gehen. Das ist der erste Satz eines Absatzes, der idealerweise das Thema des folgenden Absatzes ankündigt. Die Stellvertretersätze, die Sie jetzt in Ihrer Gliederung notieren – das sind genau diese *Topic Sentences*. Das heißt: Die Arbeit, einen Stellvertretersatz zu formulieren, ist nicht umsonst. Denn einen Stellvertretersatz können Sie später einfach stehen lassen und mit ihm weiter arbeiten.

. . . .

Die Gliederung der Einleitung

Anforderungen: Relevanz, Vorwissen, Wissensdefizite

Der Leser stellt an eine wissenschaftliche Einleitung drei Anforderungen: Zunächst möchte er erfahren, warum die Arbeit von Bedeutung und wichtig ist. Anschließend will er das notwendige Vorwissen erhalten, das er braucht, um die Arbeit verstehen zu können. Und schließlich muss er auf die Problemstellung vorbereitet werden – sie darf ihn nicht überraschen, sondern muss sich wie zwangsläufig aus der Einleitung ergeben.

Die Bedeutung oder Relevanz Ihrer Arbeit haben Sie bereits in dem Konzept definiert – epidemiologische Fakten, Schwere und Folgen einer Erkrankung, Besonderheiten der Pathogenese, limitierte Behandlungsmöglichkeiten oder fehlende diagnostische Verfahren. Setzen Sie den ersten Eckpunkt Ihres Konzepts, die „Relevanz", an den Anfang Ihrer Gliederung – so erfährt Ihr Leser sofort, warum es sich lohnt weiterzulesen.

Die Fakten, die der Leser benötigt, um Problemstellung und Ergebnisse verstehen zu können, machen den größten Teil der Einleitung aus. Eine erste Idee, welche Fakten Sie hier nennen müssen, erhalten Sie, wenn Sie sich in Ihrem Konzept den Hintergrund ansehen. Die „wichtigen Mitspieler", die dort lediglich genannt wurden, werden in der Einleitung nun detailliert beschrieben – gönnen Sie jedem dieser Mitspieler einen eigenen Abschnitt oder zumindest einen eigenen Absatz.

Um nun geschickt zur Problemstellung überzuleiten, vermitteln Sie Ihrem Leser aber nicht nur bekannte Fakten (Vorwissen), sondern nennen auch die Dinge, die man eben noch nicht weiß: das Unbekannte. Aus dem Unbekannten sollte sich dann direkt die Problemstellung ergeben. Dabei muss das Unbekannte nicht immer völliges wissenschaftliches Neuland bedeuten. Manchmal gibt es in der Literatur bereits Erklärungsansätze für ein medizinisches Phänomen – und Sie haben in Ihrer Arbeit untersucht, welcher Erklärungsansatz der richtige ist. Oder ein Wirkstoff wurde bereits für eine bestimmte Indikation etabliert – und Sie haben ihn in einer anderen getestet. In jedem dieser Fälle gibt es also einiges, was man dem Leser mitteilen kann, um ihn so auf die folgende Problemstellung vorzubereiten.

Relevanz vermitteln, Vorwissen bereitstellen und auf die Problemstellung vorbereiten – das sind die Anforderungen an eine gute Einleitung. Ein medizinisches Thema in seiner ganzen Bandbreite und Vielfalt darzustellen und etwa alle erdenklichen therapeutischen und diagnostischen Aspekte einer Erkrankung zu durchleuchten, gehört ausdrücklich nicht dazu. Beschränken Sie sich auf die Fakten, die notwendig sind, um die Problemstellung und die Ergebnisse Ihrer Doktorarbeit verstehen zu können – niemand verlangt von Ihnen, ein Lehrbuch zu schreiben.

Aufbau: vom Allgemeinen zum Speziellen

Aus diesen Anforderungen ergibt sich bereits der Aufbau der Einleitung: Sie beginnen zunächst recht allgemein mit der Relevanz, also mit den grundlegenden Charakteristika einer Erkrankung. Dann folgt das Vorwissen, das zum Verständnis Ihrer und nur Ihrer Doktorarbeit notwendig ist. Hier können Sie die Arbeit an der Gliederung mit den Aspekten beginnen, die Sie in Ihrem Konzept bereits definiert haben, und dann weitere Argumentationsschritte ergänzen. Anschließend folgen das Unbekannte, also der eigentliche Ausgangspunkt Ihres Forschungsprojektes, und schließlich die Problemstellung. Sie sehen: Die Einleitung einer medizinischen Doktorarbeit bewegt sich vom Allgemeinen zum Speziellen. Man spricht daher auch von einer Trichterform (Abb. 6).

In der folgenden Beispielgliederung beginnt die Einleitung mit der Definition und Epidemiologie einer Erkrankung. Die zunehmende Inzidenz oder Prävalenz begründet ihre Relevanz. Dann folgt das Hintergrundwissen zur Pathogenese und zu den bestehenden Behandlungsansätzen. Die Behandlungsansätze sind jedoch nur eingeschränkt wirksam (Problem), weshalb in der Literatur die Wirkstoffgruppe „XY" als potenzielle Therapieoption diskutiert wird (Lösung). Die bisherigen Studiendaten zu diesem Wirkstoff belegen zwar Wirksamkeit und Sicherheit – jedoch nur bei anderen Indikationen. Daraus ergibt sich die Hypothese Ihrer Problemstellung – nämlich dass der Wirkstoff XY auch zur Behandlung der von Ihnen untersuchten Erkrankung funktionieren könnte. In der Problemstellung stellen Sie nun die Untersuchungen vor, mit der Sie diese Hypothese testen wollten, nämlich mit Zellkulturexperimenten und Tierversuchen (Abb. 6):

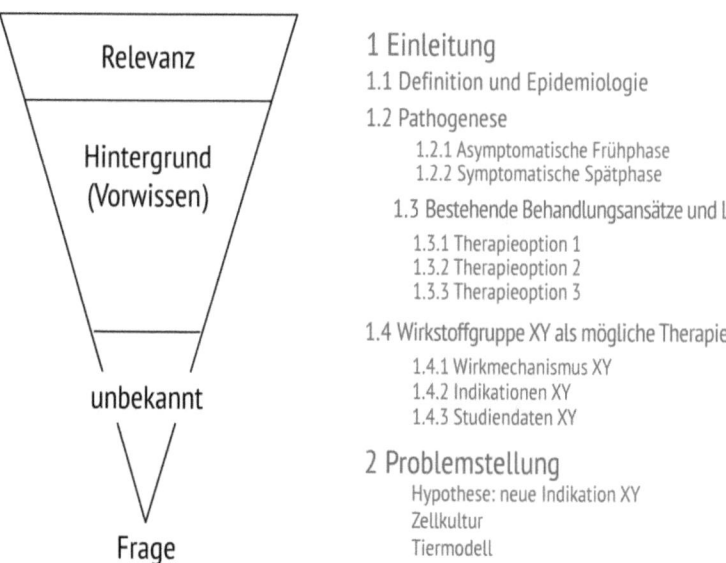

Abbildung 6. Gliederung der Einleitung. Auf der rechten Seite sehen Sie eine exemplarische Gliederung. Die Unterpunkte der Problemstellung tragen keine Nummern, weil sie keine Abschnitte, sondern Absätze repräsentieren. Links sehen Sie die aus diesem Aufbau resultierende „Trichterfunktion".

. . . .

Praxis-Tipp: Literaturarbeit und Gliederung

Wenn Sie an Ihrer Gliederung arbeiten, werden Sie viele Fachartikel lesen. Vielleicht beginnen Sie mit einem REVIEW und lesen dann die dort zitierten ORIGINALARTIKEL. Die Fakten, die Sie dort erfahren, sollten Sie sich bereits jetzt zusammen mit den notwendigen Quellenangaben notieren – am besten direkt in Ihren Gliederungsentwurf. Denn tun Sie das nicht, müssten Sie später beim Schreiben Ihrer Doktorarbeit erneut recherchieren, nur um herauszukommen, wo Sie diese Fakten ursprünglich einmal gelesen haben.

- Notieren Sie sich unterhalb eines Gliederungspunktes (z. B. Überschrift) den Sachverhalt, zu der Sie eine Quelle gefunden haben (in Stichpunkten oder Sätzen).
- Überführen Sie die Quelle in die Datenbank Ihrer Literaturverwaltungssoftware.
- Fügen Sie mithilfe der Software die Quellenangabe in Ihre Gliederung ein.

. . . .

Die Gliederung der Problemstellung

Wie gesagt, die Problemstellung kann ein separates Kapitel oder Bestandteil der Einleitung sein. Sie kann auch Zielsetzung genannt werden. Ist sie Bestandteil der Einleitung, dann bildet sie immer den letzten Abschnitt der Einleitung.

Was gehört nun alles in die Problemstellung? Haben Sie in Ihrer Doktorarbeit ein eher kompliziertes Thema bearbeitet, dann sollten Sie zu Beginn der Problemstellung dieses Thema noch einmal kurz vorzustellen – in nicht mehr als ein bis zwei Absätzen. Orientieren Sie sich dabei an den ersten Sätzen Ihres Konzepts. Der Grund, den Hintergrund hier noch einmal kurz zu wiederholen: Es gibt Leser, die nicht mit der Einleitung beginnen, sondern direkt bei der Problemstellung einsteigen. Auch diese Leser sollten Sie mitnehmen.

Dann folgt die Fragestellung oder, bei eher deskriptiven Arbeiten, die Zielsetzung. Fragestellung und Zielsetzung Ihres Konzeptes dienen als Ausgangspunkt. Ergänzen Sie dann alle Teilfragen und Aspekte, die Sie bearbeitet haben – das können die Fragestellungen der einzelnen Experimente sein oder die verschiedenen Parameter, die Sie in einer Studie untersucht haben. Solche Teilfragen und Einzelaspekte kann man übrigens auch in Form einer Liste präsentieren. Die Reihenfolge der Experimente und Befunde sollte der des Ergebnisteils entsprechen.

Zu einer Fragestellung oder Zielsetzung gehört immer auch der methodische Ansatz. Der Leser möchte nämlich stets wissen, wie Sie vorhatten, eine Frage zu beantworten oder ein Problem zu lösen. Sie können die gewählte Methodik in einem separaten Absatz nennen oder direkt nach jeder Teilfrage platzieren. Orientieren Sie sich auch hier an Ihrem Konzept. Der Umfang der Problemstellung wird später nur etwa eine Seite sein (Abb. 7).

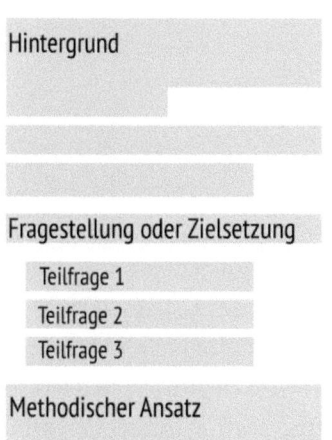

2 Problemstellung

Hintergrund

Fragestellung oder Zielsetzung

Teilfrage 1
Teilfrage 2
Teilfrage 3

Methodischer Ansatz

Abbildung 7. Aufbau der Problemstellung. Eine Problemstellung enthält einige Sätze zum Hintergrund des Forschungsprojektes. Dann folgt die übergeordnete Fragestellung oder Zielsetzung. Anschließend werden Teilfragen genannt: Das können die konkreten Fragestellungen der Experimente oder die einzelnen Untersuchungsparameter einer Studie sein. Der methodische Ansatz, den Sie gewählt haben, kann einen eigenen Absatz erhalten. Sie können aber auch direkt bei jeder Teilfrage Ihre methodische Herangehensweise erläutern.

Die Gliederung von Material & Methoden

Anforderungen: detailliert und übersichtlich

An die Gliederung des Kapitels Material & Methoden bestehen zwei Anforderungen: Erstens muss der Aufbau so übersichtlich sein, dass der Leser Informationen leicht finden kann – wenn er etwa den Ergebnisteil liest und nachschlagen möchte, wie Sie die einzelnen Experimente durchgeführt haben. Zweitens muss dieses Kapitel vollständig sein. Es muss alle Informationen bereitstellen, die der Leser benötigt, um Ihre Ergebnisse reproduzieren zu können. Eine detaillierte Gliederung dieses Kapitels ist wichtig, um diese Vollständigkeit zu gewährleisten.

Nun gibt es verschiedene Möglichkeiten, den Abschnitt Material und Methoden zu gliedern, um diese Anforderungen zu erfüllen. Es gibt hierzu keine Regeln oder Vorschriften, denn letztendlich hängt es von der Art und dem Thema Ihres Forschungsprojektes und Ihrem persönlichen Geschmack ab. Daher sind die folgenden Varianten als Anregungen zu verstehen.

Aufbau: Gliederungsvarianten

Die experimentelle Arbeit

Wenn Sie im Labor experimentell gearbeitet haben, sollten Sie das Kapitel in erstens das Material und zweitens die Methoden gliedern. Die weitere Untergliederung des Materials kann nun etwa mit dem biologischen Material wie etwa Versuchstieren, Geweben, Zellen oder Bakterien beginnen. Anschließend folgt das nicht-biologische Material (Wirkstoffe, Puffer bzw. Chemikalien, Nukleinsäuren, Zellkulturplastik, Geräte). Im zweiten Teil ordnen Sie dann Ihre

Methoden zum Beispiel nach sachlichen Kriterien (z. B. immunologische Methoden, DNA-Methoden, Tierversuche, Statistik), sofern Sie mit einem eher umfangreichen Methodenarsenal gearbeitet haben (Abb. 8, links). Haben Sie jedoch eher wenige Methoden eingesetzt, dann ordnen Sie die Methoden entsprechend ihres Auftretens im Ergebnisteil an.

Es ist jedoch nicht zwingend, dass Sie den Abschnitt Material und Methoden (manchmal auch nur Methodik genannt) in erstens Material und zweitens Methoden ordnen. Stellen Sie sich vor, Sie haben zum Beispiel einen Antikörper oder ein Expressionsplasmid in zwei verschiedenen „Systemen", zuerst in der Zellkultur und dann in einem Tiermodell eingesetzt. Im nächsten Schritt haben Sie die Effekte dieser Behandlung dann immunhistochemisch analysiert. Dann wäre es ein guter und gangbarer Weg, das Kapitel „Material & Methoden" in 1) Zellkultur, 2) Tiermodell und 3) Immunhistochemie zu gliedern und das verwendete Material jeweils zu Beginn dieser Abschnitte zu beschreiben (Abb. 8, rechts).

3 Material & Methoden

3.1 Material
    3.1.1 Versuchstiere
    3.1.2 Zellen
    3.1.3 Wirkstoffe
    3.1.4 Puffer
    3.1.5 Zellkulturplastik
    3.1.6 Geräte

3.2 Methoden
    3.2.1 Tierversuche
    3.2.2 Labortests
    3.2.3 Immunologische Methoden
    3.2.4 Statistik

3 Material & Methoden

3.1 Zellkultur

3.2 Tiermodell

3.3 Immunhistochemie

3.4 Statistik

Abbildung 8. Gliederung des Kapitels Material & Methoden einer experimentellen Doktorarbeit. Bei einer experimentellen Arbeit kann dieses Kapitel in Material und Methoden gegliedert werden (links) – muss aber nicht (rechts).

Die klinische Studie

Auch bei einer PROSPEKTIVEN KLINISCHEN STUDIE kann man zunächst mit dem Untersuchungsgut, also den Patienten oder Probanden beginnen (mit Einschluss- und Ausschlusskriterien). Dann beschreiben Sie das Studiendesign mit den verwendeten Medikamenten oder durchgeführten Behandlungen. Stellen Sie dann den Untersuchungsplan sowie alle Analysemethoden dar. Im letzten Abschnitt erläutern Sie schließlich die statistischen Verfahren (Abb. 9, links). Alternativ können Sie auch mit einem Abschnitt zum Studiendesign beginnen, dann das Patientenkollektiv charakterisieren und schließlich die verwendeten Analysemethoden und statistischen Verfahren beschreiben.

Ebenso beginnt eine RETROSPEKTIVE STUDIE mit dem Untersuchungsgut – woher stammt es und auf welchen Zeitraum bezieht sich die Untersuchung? Dann folgen die Kriterien, nach denen die Daten ausgewählt wurden (Ein- und Ausschlusskriterien), die erhobenen Parameter, die Sie zum Beispiel den Patientenakten entnommen haben, sowie die statistischen Verfahren (Abb. 9, rechts).

3 Material & Methoden	3 Material & Methoden
3.1 Studienteilnehmer	3.1 Patientendaten
Einschlusskriterien	Quelle
Ausschlusskriterien	Zeitraum
3.2 Studiendesign	3.2 Datenauswahl
Wirkstoffe, Behandlung	Einschluss
Parameter, primär	Ausschluss
Parameter, sekundär	Befunde
Nebenwirkungen	3.3 Statistik
3.3 Statistik	

Abbildung 9. Gliederung des Kapitels Material & Methoden einer Studie. Das Beispiel zeigt den möglichen Aufbau einer prospektiven (links) und retrospektiven Studie (rechts). Wenn einzelne Gliederungspunkte keine Nummerierung tragen, bedeutet das, dass sie einzelnen Absätzen entsprechen.

Die statistische Doktorarbeit

Die statistische medizinische Doktorarbeit hat den Vorteil, dass Daten analysiert werden können, die bereits erhoben wurden. Somit kann man als Autor oder Autorin viel Zeit sparen, da die oft langwierige klinische Datenerhebung entfällt. Andererseits verbringt man bei einer statistischen Doktorarbeit seine Zeit eher am Computer und weniger in der Klinik und schon gar nicht im Labor.

Bei der statistischen Doktorarbeit handelt es sich also um eine retrospektive Analyse – wobei oft zusätzliche Literaturdaten herangezogen werden. Der Methodenteil einer solchen Arbeit ist also ähnlich aufgebaut wie der einer retrospektiven Studie. Meist ist es sinnvoll, zunächst das Datenmaterial zu beschreiben und die verschiedenen Parameter der Literaturrecherche anzugeben. Die Erläuterungen zu den statistischen Verfahren werden dann sicherlich einen sehr großen Anteil an dem Kapitel Material und Methoden haben (Abb. 10).

3 Material & Methoden

3.1 Patientendaten
Quelle
Zeitraum
Befunde

3.2 Literaturrecherche
Quellen & Suchbegriffe
Zeitraum
Befunde

3.3 Statistik
Methode 1
Methode 2
Methode 3

Abbildung 10. Gliederung des Kapitels Material & Methoden einer statistischen Doktorarbeit. Die statistischen Verfahren haben hier einen sehr großen Anteil.

· ·

Praxis-Tipp: Sammeln Sie das Material, das Sie später benötigen

Während Sie das Kapitel Material und Methoden gliedern, werden Sie wahrscheinlich noch einmal Ihr Laborbuch oder Ihre Aufzeichnungen durchgehen, um sicherzugehen, keine Methode auszulassen. Bei dieser Gelegenheit können Sie sich zu folgenden Aspekten Details notieren, die Sie später beim Schreiben benötigen:

- Studienteilnehmer, Versuchstiere, Gewebe, Zellen, Bakterien, Viren, Enzyme, Antikörper
- Chemikalien, Nukleinsäuren, Puffer, Lösungen, Medien (alle Konzentrationen, Volumina, pH-Wert)
- Geräte, Verbrauchsmaterial, Versuchskits (z. B. für eine DNA-Isolierung)
- Namen und Ziele der Methoden und Arbeitsschritte (Interventionen, Messungen)
- dokumentierte Befunde (Laborwerte etc.)

Notieren Sie sich zu den Materialien immer die genauen Bezeichnungen (ggf. mit Katalog-Nummer) sowie die Bezugsquelle (kommerzielle Anbieter: Name und Sitz der Firma; wissenschaftliche Bezugsquelle: Name des Wissenschaftlers mit Institution). Im Anhang finden Sie eine Übersicht zu den Informationen, die typischerweise im Abschnitt Material & Methoden benötigt werden (Seite 143).

· ·

Die Gliederung der Ergebnisse

Anforderung: didaktisch-sinnvoll strukturiert

Der Ergebnisteil muss auf eine didaktisch-sinnvolle Weise von der Problemstellung zur Diskussion führen. In der Problemstellung erfährt der Leser die Fragestellung und die Zielsetzung. Zu Beginn der Diskussion erhält er die Antwort (auf die ob-Frage) bzw. eine Zusammenfassung der Befunde (bei deskriptiven Arbeiten). Der Ergebnisteil verknüpft die beiden Enden. Jedes Experiment und jeder Befund sind Schritte einer langen Argumentationskette – die Reihenfolge der Ergebnisse ist somit entscheidend für das Verständnis des Lesers.

Aufbau: Vor- und Hauptversuche

Den Ergebnisteil können Sie auf verschiedene Arten gliedern. Vorgeschrieben ist der Aufbau des Ergebnisteils lediglich bei klinischen Studien: Sie beginnen mit der Charakterisierung der Teilnehmer. Dann folgen die primären und sekundären Wirksamkeitsparameter, dann die Nebenwirkungen (Abb. 11, oben, links). Ansonsten haben Sie folgende Möglichkeiten: Sie können Ihre Befunde in der Reihenfolge schildern, in der sie im Labor oder in der Klinik tatsächlich erhoben wurden. Das bietet sich vor allem bei Arbeiten an, in denen eine Hypothese getestet wurde (Abb. 11, oben, rechts). Bei deskriptiven Befunden können Sie die Ergebnisse auch nach ihrer Bedeutung ordnen. Dabei kann die Bedeutung von den Vorversuchen zum Hauptversuch ansteigen. Sie kann aber auch abnehmen, wenn etwa der Ergebnisteil mit einem wegweisenden Übersichtsexperiment beginnt und dann einzelne Bestätigungsexperimente beschreibt (Abb. 11, unten). Auch eine Gliederung nach methodischen Kriterien ist möglich.

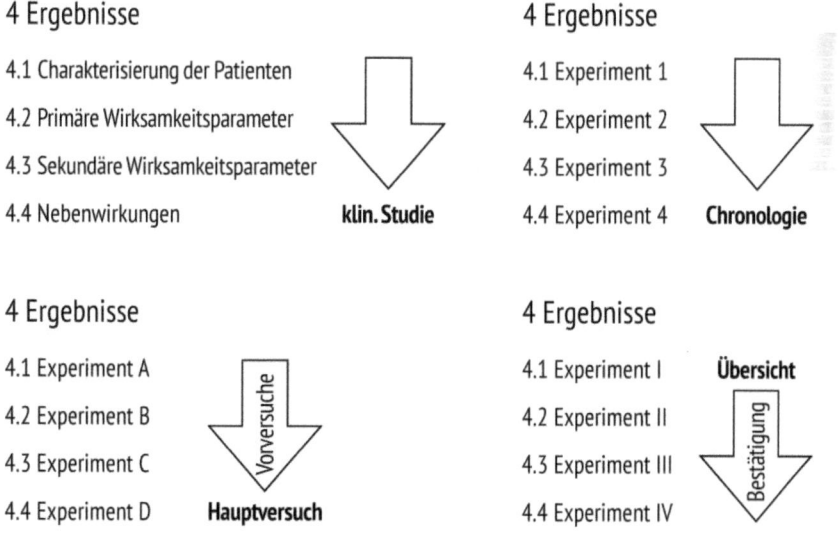

Abbildung 11. Gliederungsvarianten des Ergebnisteils. Nur die Gliederung einer klinischen Studie ist vorgeschrieben (oben, links). Experimente können Sie chronologisch oder entsprechend ihrer Bedeutung ordnen.

. . . .

Praxis-Tipp: Formulieren Sie ‚Ergebnisse'

Was ist eigentlich ein Ergebnis? Ein Ergebnis ist mehr als die zu ihm gehörenden Daten: Ein Ergebnis entsteht erst dann, wenn man Einzeldaten in Relation zueinander setzt. Halten Sie jetzt beim Arbeitsschritt der Gliederung nicht nur Daten fest, sondern formulieren Sie Ergebnisse:

- **Daten:** Die Konzentration betrug am Anfang des Versuchs 60 µM. Bei Versuchsende wurden 20 µM gemessen.

- **Ergebnis:** Die Konzentration nahm während des Versuches von 60 µM auf 20 µM ab.

- **Daten:** Die ANX-Plasmakonzentration lag bei Probanden der Gruppe 1 bei 1153 ± 211 fmol/ml und bei denen der Gruppe 2 bei 2670 ± 415 fmol/ml.

- **Ergebnis:** Die durchschnittliche ANX-Plasmakonzentration der Gruppe 1 war niedriger als die der Gruppe 2 (1153 ± 211 fmol/ml vs. 2670 ± 415 fmol/ml; $p < 0{,}05$).

. . . .

Gliederungstools für den Ergebnisteil: Absätze und Stellvertretersätze

Wenn Sie eine der oben genannten Gliederungsvarianten gewählt haben, werden Sie den Ergebnisteil zunächst mithilfe von Überschriften der zweiten Hierarchie strukturieren (Abb. 11). Sie können die einzelnen Befunde oder Experimente aber auch in einzelnen Absätzen beschreiben. Dieses Prinzip finden Sie in englischsprachigen Originalartikeln (RESEARCH PAPER). In jedem Fall sollte jeweils ein Experiment oder ein Studienergebnis in einer eigenständigen Texteinheit dargestellt werden.

Absätze können in der Gliederung des Ergebnisteils durch Stellvertretersätze repräsentiert werden – meist sind es ein bis zwei Sätze pro Experiment. Es gibt dabei im Prinzip drei Möglichkeiten, solche Sätze zu formulieren. Zu jeder dieser Möglichkeiten finden Sie im Folgenden ein Beispiel.

Variante 1: Frage und Antwort eines Experimentes

Frage: Im nächsten Schritt wurde untersucht, ob sich der Cholesterin-Level behandelter Studienteilnehmer von dem unbehandelter Kontrollpersonen unterschied.

Antwort: Der Cholesterin-Level behandelter Studienteilnehmer war um 0,13 mmol/L geringer als der unbehandelter Kontrollpersonen ($p = 0,027$, 95 % KI -0,007 to -0,243).

Variante 2: Zielsetzung und Ergebnis

Zielsetzung: Um die Entzündungsantwort in der Leber HBV-transgener Mäuse zu charakterisieren, wurde die Kinetik der CD3-, CD4- und CD8-mRNA analysiert.

Ergebnis: Die Entzündungsantwort HBV-transgener Mäuse war im Vergleich zu WT-Mäusen verzögert.

Variante 3: Ergebnis pur

Ergebnis: In 247 von 865 untersuchten kolorektalen Karzinomen wurde eine erhöhte Zyklin-D1 Expression gefunden (28,4 %).

All diese Sätze sind ausreichend, um in Ihrer Gliederung ein Experiment kurz darzustellen. Wenn Sie außerdem Abbildungen und Tabellen einfügen, haben Sie alles auf einen Blick und können beginnen, den optimalen Aufbau des Ergebnisteils auszuwählen.

Erinnern Sie sich daran, dass Sie diese Stellvertretersätze später weiter verwenden können. Die „Frage" und die „Zielsetzung" der Varianten 1 und 2 werden später im Text der Doktorarbeit jeweils am Anfang eines Absatzes stehen. „Antwort" und „Ergebnis" stehen am Ende des Absatzes.

Ergebnisse visualisieren mit Abbildungen und Tabellen

Abbildungen und Tabellen als Bestandteil der Gliederung

Um effektiv an der Gliederung seines Ergebnisteils arbeiten zu können, ist es sinnvoll, die Ergebnisse zu visualisieren. Das heißt: Sie entwerfen bereits jetzt all die Abbildungen und Tabellen, die Sie später in Ihre Doktorarbeit einfügen möchten. Später, wenn Sie das Manuskript Ihrer Doktorarbeit fertigstellen, können Sie die Abbildungen und Tabellen optimieren und Abbildungslegenden ergänzen.

Primärdaten (Fotos)

Primärdaten können mikroskopische Aufnahmen oder Färbungen von Gewebsschnitten sein, DNA-, RNA- oder Proteingele, Aufnahmen von Organen oder Versuchstieren oder die Resultate bildgebender Verfahren (Röntgen, MRT, CT). Eine Nachbearbeitung solcher Aufnahmen ist nur erlaubt, um etwa eine optimale Darstellung in der gedruckten Form der Doktorarbeit zu gewährleisten. So können Sie etwa Helligkeit und Kontrast verändern, wobei eine solche Änderung stets auf das gesamte Bild angewendet werden muss und keinesfalls „unliebsame" Details verschwinden lassen darf. Sie dürfen Beschriftungen (z. B. den Maßstab) in ein Bild einfügen. Werden Ausschnitte verschiedener Bilder kombiniert, muss das dem Leser mitgeteilt und deutlich gemacht werden. In keinem Fall dürfen Sie die wissenschaftliche Aussage einer Abbildung verändern.

Diagramme

Diagramme zeigen zusammengefasste bzw. statistisch bearbeitete Daten. Ganz gleich, ob Sie mit Excel oder einem Statistikprogramm arbeiten: Man sollte sich nicht mit dem Standard-Design von Excel & Co. zufriedengeben, sondern Diagramme stets nachbearbeiten. Darum werden wir uns kümmern, wenn wir im Anschluss an die Gliederung in die Schreibphase eintauchen. Beim gegenwärtigen Arbeitsschritt genügt es, einen geeigneten Diagrammtyp auszuwählen:

▶ **Balken, stehend:** Stehende Balken benutzt man, wenn man ordinale Daten etwa zu Mittelwerten zusammengefasst hat und vergleichen möchte. Ordinale Daten haben eine logische Reihenfolge. Das sind zum Beispiel die Altersklassen von Patienten oder auch Versuchsgruppen, die mit steigenden Wirkstoffkonzentrationen behandelt wurden.

▶ **Balken, liegend:** Wenn Sie etwa die häufigsten Todesursachen in einem Kollektiv darstellen möchten, haben die Daten keine logische Reihenfolge (nominale Daten). Es ist jedoch sinnvoll, sie in an- oder absteigende Häufigkeit zu ordnen. Liegende Balken bieten sich hierfür an.

▶ **Balken, gestapelt:** Dieses Diagramm besteht aus größeren Einheiten (Balken), die jeweils in kleinere Kategorien aufgeteilt sind – sie zeigen also die Gesamtheit sowie den Anteil der einzelnen Kategorien an der Gesamtheit.

▶ **Liniendiagramm:** Numerische Daten sind Daten, die einfach gezählt oder gemessen werden können – zum Beispiel Konzentrationen, Temperaturen, Gewicht. Die Veränderungen solcher Daten etwa im Zeitverlauf können mit einem Liniendiagramm anschaulich dargestellt werden.

▶ **Tortendiagramm:** Ein Tortendiagramm zeigt kategorische bzw. nominale Daten wie etwa die Verteilung der Geschlechter oder die der verschiedenen Blutgruppen. Auch die Ergebnisse von (binären) Umfragen können so dargestellt werden.

▶ **Box & Whisker-Plot:** Der Box&Whisker-Plot ist eine sehr komplexe Darstellungsart. Sie erlaubt, auf einen Blick die Lage des Medians (Querstrich innerhalb der Box), die Streuung der Daten (die Begrenzungen der Box entsprechen dem oberen und unteren Quartil) und die Minimal- und Maximalwerte (die „Antennen" der Boxen) zu erfassen.

▶ **Streudiagramm** (Scatterplot): Zwei statistische Merkmale wie etwa der monatliche Alkoholkonsum und der durchschnittliche PSA-Level bilden ein Paar, das auf einem Koordinatensystem eingetragen wird. So kann man positive oder negative bzw. starke oder schwache Korrelationen erkennen.

Tabellen

Diagramme können komplexe Zusammenhänge gut darstellen, aber Tabellen sind detailreicher. Gerade die große Anzahl demografischer und klinischer Charakteristika eines Untersuchungskollektivs könnte man kaum übersichtlicher darstellen als in einer Tabelle. Die linke Spalte der Tabelle dient dabei stets der Orientierung: Hier stehen etwa die Messzeitpunkte oder die Untersuchungsparameter. In den rechten Spalten folgen die Daten – entweder als primäre Messergebnisse oder als zusammengefasste Daten (z. B. Mittelwert ± Standardabweichung).

Später, beim Schreiben des ersten Entwurfs werden Sie Ihren Tabellen den letzten Schliff geben und den Titel und ggf. Fußnoten ergänzen. Für den Augenblick sollen uns einfache, aber aussagekräftige Tabellen genügen.

Gliederung der Ergebnisse: Alles auf einem Blick

Wenn Sie Ihre Ergebnisse durch Überschriften kategorisiert und stellvertretend für einzelne Experimente jeweils ein bis zwei Sätze geschrieben sowie Abbildungen und Tabellen erstellt haben, dann haben Sie Ihre gesamte praktische Arbeit vor sich liegen – alles auf einem Blick.

Nun können Sie überlegen, ob die Reihenfolge der Ergebnisse stimmig ist und ob die Befunde anschaulich durch Abbildungen oder Tabellen dargestellt werden. Testen Sie verschiedene Varianten, um eine optimale Gliederung des Ergebnisteils zu erstellen (Abb. 12). Überlegen Sie auch, ob Sie wirklich jedes Ergebnis benötigen. Denn, wenn es nichts zur Beantwortung Ihrer Fragestellung beiträgt, wäre es fehl am Platz. Umgekehrt zeigt Ihnen die Gliederung auch, ob vielleicht noch Ergebnisse fehlen. Diskutieren Sie, wenn möglich, den geplanten Aufbau des Ergebnisteils mit Ihrem Betreuer oder Ihrer Betreuerin.

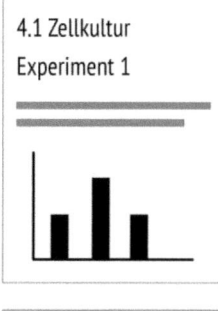
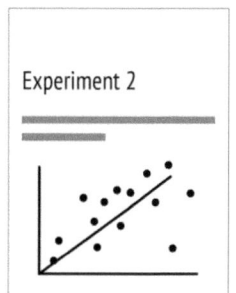
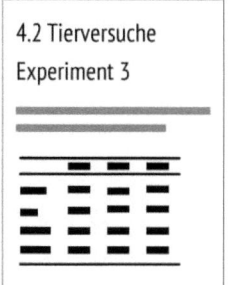
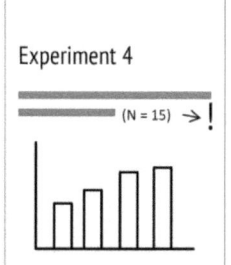

Abbildung 12. Alle Ergebnisse auf einen Blick. Diese exemplarische Gliederung enthält neben Überschriften auch Abbildungen und Tabellen sowie einzelne Sätze, die die Experimente kurz beschreiben (Stellvertretersätze als graue Striche). Mit einer solchen Gliederung können Sie intensiv arbeiten. Sie können die Reihenfolge der Experimente variieren und sich Notizen für die Diskussion machen (z. B. methodische Limitationen [„!"]).

Praxis-Tipp: Methodische Probleme festhalten

Vielleicht werden Ihnen jetzt, während Sie sich noch einmal intensiv mit Ihren Ergebnissen beschäftigen, methodische Probleme bewusst: Würden Sie heute für Ihr Experiment eine andere Kontrolle wählen? War der Stichprobenumfang einer Versuchsgruppe zu gering? Notieren Sie sich diese Probleme. Wenn Sie später an Ihrer Diskussion arbeiten, können Sie auf Ihre Notizen zurückgreifen, um die Folgen dieser methodischen Einschränkungen zu diskutieren.

Die Gliederung der Diskussion

Anforderungen: Kontext und Selbstkritik

An eine gute Diskussion bestehen vier Anforderungen. Erstens möchte der Leser sofort erfahren, was Sie herausgefunden haben: Die Beantwortung der Fragestellung oder eine prägnante Zusammenfassung Ihrer deskriptiven Befunde sollte am Angang der Diskussion stehen. Zweitens möchte er verstehen, wie Ihre Ergebnisse in den wissenschaftlichen Kontext passen. Er möchte wissen, welche Quellen Ihre Befunde unterstützen, welche Quellen ihnen widersprechen und wie Sie solche Widersprüche erklären. Drittens möchte er von Ihnen hören, welche methodischen Probleme Sie in Ihrer Arbeit identifiziert haben (keine Doktorarbeit ist perfekt). Und viertens benötigt der Leser am Ende, nach einer intensiven und ausführlichen Diskussion noch etwas Greifbares: eine ultimative Schlussfolgerung als prägnante TAKE-HOME-MESSAGE.

Aufbau: Anfang, Mitte und Ende

Gliederung in Abschnitte und Absätze

Die Diskussion einer medizinischen Doktorarbeit kann in einzelne Abschnitte mit separaten Überschriften gegliedert werden – muss aber nicht. Das hängt ein wenig von der Frage ab, ob Ihre Ergebnisse eine einzige, stimmige Argumentationskette ergeben, die man gut am Stück diskutieren kann, oder ob eine Unterteilung in einzelne Aspekte sinnvoller ist. Egal, für welche Variante Sie sich entscheiden – in jedem Fall enthält eine wissenschaftliche Diskussion die folgenden drei Teile:

▸ **Anfangsteil:** Eine Diskussion beginnt am besten mit einer direkten Antwort auf die Fragestellung am Ende der Einleitung.

▸ **Mittelteil:** Hier folgt der Abgleich der Ergebnisse mit Literaturdaten sowie die Diskussion methodischer Einschränkungen.

▸ **Schlussteil:** Die Diskussion endet mit der abschließenden Schlussfolgerung. Die Schlussfolgerung kann einen Abschnitt innerhalb der Diskussion oder ein separates Kapitel bilden.

Der Anfang der Diskussion

In den meisten Fällen ist es sicherlich die eleganteste Lösung, seine Diskussion direkt mit der Beantwortung der Fragestellung oder der Zusammenfassung der wichtigsten Befunde zu beginnen (Abb. 13). Haben Sie in der Problemstellung eine ob-Frage, also eine Hypothese formuliert, erwartet der Leser hier eine prägnante Antwort. Haben Sie jedoch in der Problemstellung eine deskriptive Analyse, also etwa die Charakterisierung eines Proteins oder die Untersuchung epidemiologischer Daten angekündigt, möchte der Leser zu Beginn der Diskussion wissen, welche zentralen Erkenntnisse Sie gewonnen haben. Die Antwort bzw. die zentralen Erkenntnisse können Sie anhand konkreter Ergebnisse aus Labor, Klinik oder Statistik illustrieren, wobei in der Diskussion im Gegensatz zum Ergebnisteil keine oder nur wenige Zahlen genannt werden.

Das folgende Beispiel stammt aus einer deskriptiven Arbeit. Hier werden zu Beginn der Diskussion die zentralen Befunde genannt:

„Zusammengefasst wurde für die Studienpopulation der XY-Patienten eine erhöhte Prävalenz der Hypertonie gefunden. Die Prävalenz war bei männlichen Patienten höher als bei weiblichen Patienten und stieg in beiden Geschlechtern mit dem Alter an. Im regionalen Vergleich zeigte sich in einzelnen Studienzentren außerdem eine erhöhte Prävalenz und Inzidenz."

Der Mittelteil der Diskussion

Der Anfang der Diskussion war noch relativ einfach, denn mit der Problemstellung, den Ergebnissen und der Schlussfolgerung haben Sie sich bereits beschäftigt. Der Mittelteil ist da schon schwieriger. Hier sollen Sie dem Leser Ihre Argumentationskette noch einmal vor Augen führen und die einzelnen Argumente kritisch hinterfragen – zunächst durch den Vergleich mit Literaturdaten.

Skizzieren Sie also zunächst Ihre Argumentationskette (Abb. 13). Die „Argumente", das sind Ihre Ergebnisse und Befunde, die Schritt für Schritt zu der genannten Antwort bzw. Schlussfolgerung geführt haben. Notieren Sie sich diese Ergebnisse zunächst in einfachen Sätzen, ohne dabei Einzelwerte zu nennen, denn schließlich wollen Sie ja nicht einfach den Ergebnisteil wiederholen. Diese einzelnen Sätze stehen stellvertretend für die späteren Absätze Ihrer Diskussion – es sind Stellvertretersätze.

Nun geht es daran, zu diskutieren: Recherchieren Sie nach wissenschaftlichen Originalartikeln, in denen ähnliche Experimente oder Befunde publiziert wurden. Sammeln Sie unterhalb der Stellvertretersätze die widersprechende wie auch unterstützende Literatur – also solche Quellen, die etwas anderes als Sie herausgefunden haben, sowie Quellen, die zu dem gleichen Ergebnis kamen. Versuchen Sie außerdem herauszufinden, wie sich etwaige Widersprüche erklären lassen, und machen Sie sich hierzu Notizen. Zum Mittelteil der Diskussion gehört außerdem die selbstkritische Auseinandersetzung mit Ihren Ergebnissen:

▸ Sind die Ergebnisse generalisierbar? Kann man Ihre Ergebnisse auf eine größere Patientengruppe, auf einen Zelltyp oder eine gesamte Wirkstoffklasse anwenden? Oder gelten Sie eher für einzelne Subgruppen von Patienten, für einzelne Zell-Linien oder spezifische Moleküle?

▸ Was schränkt die Aussagekraft der Ergebnisse ein? War der Stichprobenumfang zu gering? Erreichten die Unterschiede zwischen Versuchsgruppen keine Signifikanz? Manchmal schränken äußere Faktoren die Aussagekraft ein, da im Rahmen einer Doktorarbeit nicht die notwendigen Mittel zur Verfügung stehen, um große Studien durchzuführen. Auch wenn es nicht Ihre Schuld war: Diskutieren Sie auch solche Einschränkungen.

▶ Welche methodischen Probleme sind aufgetreten? Haben Sie vielleicht festgestellt, dass ein anderer oder zusätzlicher Kontrollansatz notwendig gewesen wäre oder dass sich ein alternatives statistisches Verfahren besser geeignet hätte? Vielleicht konnte Ihre Methode nur Hinweise liefern, doch eine alternative Methode mit größerer Beweiskraft stand einfach nicht zur Verfügung?

Keine Doktorarbeit ist perfekt – nicht jede Doktorarbeit liefert uneingeschränkt generalisierbare Ergebnisse mit hoher Aussagekraft. Wichtig ist, dass Sie methodische Einschränkungen (LIMITATIONEN) und Probleme erkennen und offen diskutieren. Dabei genügt es nicht, die Probleme offenzulegen und auf sich beruhen zu lassen. Nein, der Leser möchte zwei Dinge von Ihnen erfahren: Warum und in welchem Maße sind Ihre Ergebnisse dennoch relevant (so können auch statistisch nicht-signifikante Ergebnisse eine hohe klinische Relevanz besitzen)? Und: Was könnte man in der Zukunft besser machen, welche Ergebnisse sollten noch einmal bestätigt werden und welche Folgeprojekte schlagen Sie vor?

Wie berücksichtigt man nun diese selbstkritische Auseinandersetzung in seiner Gliederung? Es gibt zwei Möglichkeiten: Erstens, die selbstkritische Auseinandersetzung bildet einen eigenständigen Abschnitt. Das bietet sich vor allem für klinische oder epidemiologische Studien an. Oder zweitens, die Diskussion der methodischen Limitationen wird in die Argumentationskette des Mittelteils integriert. Sie notieren sich also zu dem Stellvertretersatz, der das Ergebnis nennt, nicht nur Literaturquellen, sondern auch methodische Probleme (Abb. 13).

Der Schlussteil der Diskussion und Schlussfolgerung

Der Umfang des letzten Abschnittes der Diskussion, der Schlussfolgerung, ist variabel. Je nach Thema kann die Schlussfolgerung nur eine knappe Zusammenfassung der wichtigsten Befunde präsentieren (und gewissermaßen noch einmal den Beginn der Diskussion aufgreifen) oder aber den Blick weiten: So können Sie hier etwa Empfehlungen aussprechen, die entweder die klinische Anwendung Ihrer Ergebnisse oder die Fortführung des Forschungsprojektes betreffen (Abb. 13).

Besonderes Augenmerk sollte man auf den Schlusssatz seiner Doktorarbeit legen. Nach all dem Abwägen, Erörtern und Diskutieren sollten Sie für Ihren Leser noch einmal die zentrale Erkenntnis Ihres Forschungsprojektes auf den Punkt bringen – als ultimative Take-Home-Message.

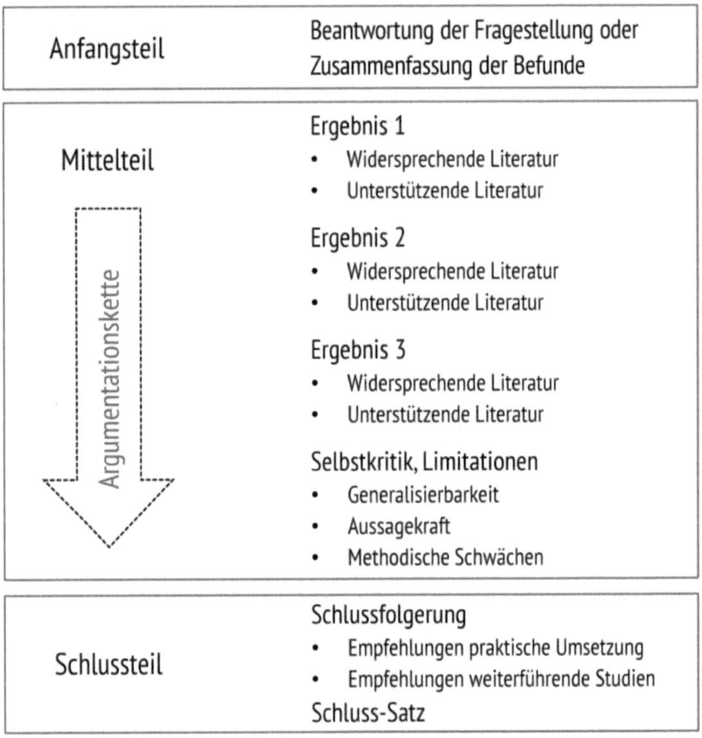

Abbildung 13. Aufbau der Diskussion. Eine Diskussion besteht aus drei inhaltlichen Abschnitten (Anfang, Mitte, Schluss). Während Anfangs- und Schlussteil die wichtigsten Erkenntnisse präsentieren, findet die eigentliche Diskussion im Mittelteil statt: der Vergleich mit Literaturdaten und die Beurteilung methodischer Limitationen.

Weitere Kapitel – von der Titelseite zur Danksagung

Berücksichtigen Sie in Ihrer Gliederung nun auch die „formalen" Abschnitte wie etwa die Titelseiten, die Verzeichnisse, den Anhang, die Danksagung und Ihren Lebenslauf. Sie müssen diese Abschnitte jetzt, während Sie an der Gliederung arbeiten, noch nicht ausformulieren. Aber Sie können sich bereits erste Gedanken zur Gestaltung, zum Inhalt und zum Aufbau machen.

▷ **Titelseiten:** Inhalt, Aufbau und Layout der ersten Seiten sind meist exakt durch die Promotionsordnung geregelt. Da die Titelseiten normalerweise keine Seitenzahlen erhalten, sollten Sie nach ihnen einen Abschnittswechsel einfügen.

▷ **Verzeichnisse:** Planen Sie dann das Inhaltsverzeichnis sowie ein Abkürzungs-, Abbildungs- und Tabellenverzeichnis ein. Zumindest das Inhaltsverzeichnis sollten Sie automatisiert aus den verwendeten Überschriften erstellen. Da auch die Verzeichnisse eine eigene Paginierung erhalten, fügen Sie nach den Verzeichnissen erneut einen Abschnittswechsel ein.

▷ **Textkörper inkl. Literaturverzeichnis:** Dann folgt der eigentliche Text der Doktorarbeit, der mit „1" beginnend fortlaufend paginiert wird. Diese Paginierung erstreckt sich bis auf das Literaturverzeichnis und ggf. den Anhang. Das Literaturverzeichnis planen Sie im Anschluss an den Textkörper ein.

▷ **Anhang:** Im Anhang können Sie Messreihen und sonstige Daten unterbringen, die nicht ihren Weg in den Ergebnisteil gefunden haben. Falls Sie mit Fragebögen gearbeitet haben oder Patienten vor Studienbeginn eine Einverständniserklärung unterzeichnen mussten, können Sie diese im Anhang exemplarisch zeigen.

▷ **Danksagung und Lebenslauf:** Planen Sie am Ende Ihrer Arbeit eine Danksagung und Ihren Lebenslauf ein. Viele Promotionsordnungen schreiben vor, dass beide keine Seitenzahlen tragen. Fügen Sie dann vorher einen Abschnittswechsel ein.

Kontrolle der Gliederung: Checkliste

So sieht die Gliederung einer guten Doktorarbeit aus: Die Einleitung beginnt zunächst sehr allgemein (Relevanz), fokussiert sich jedoch zunehmend auf die spezifische Frage- oder Problemstellung. Die Kapitel ‚Material & Methoden' und ‚Ergebnisse' konzentrieren sich ausschließlich auf die Beantwortung dieser Fragestellung. Auch die Diskussion beginnt sehr fokussiert, indem sie zunächst die Frage beantwortet. Dann jedoch weitet sich der Blick und die Befunde werden mit Literaturdaten abgeglichen. Am Ende können Empfehlungen zu praktischen Anwendungen oder weiterführenden Studien stehen (Abb. 14).

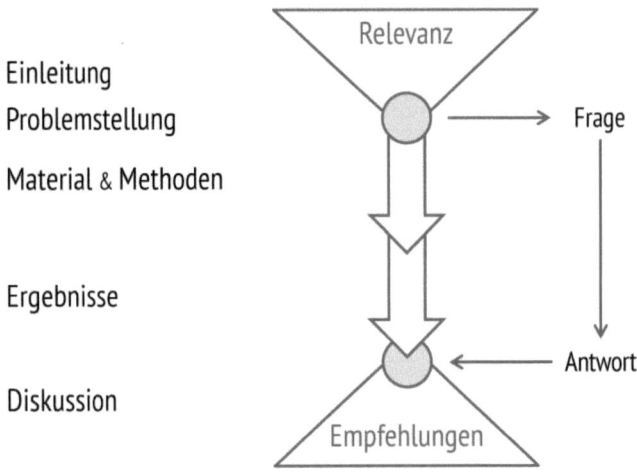

Abbildung 14. Fokus der einzelnen Kapitel einer Doktorarbeit. Eine gute Doktorarbeit beginnt mit einem allgemeinen Blick auf die Relevanz des Themas und fokussiert sich dann zunehmend auf eine spezifische Fragestellung. Erst am Ende, in der Diskussion, werden die Ergebnisse in einen größeren Kontext eingeordnet.

Sobald Ihre Gliederung steht, ist es an der Zeit, diesen wichtigen Arbeitsschritt zu kontrollieren oder kontrollieren zu lassen – von Ihrem Betreuer oder Ihrer Betreuerin, von Kollegen oder Freunden. Versuchen Sie zu folgenden Fragen ein Feedback zu erhalten bzw. kontrollieren Sie die folgenden Aspekte selbstständig.

Entspricht der grobe Aufbau den Vorgaben der Promotionsordnung? ☐

Leitet die Einleitung nachvollziehbar die Problemstellung her? ☐

Liefert die Einleitung alle notwendigen Erklärungen? ☐

Formuliert die Problemstellung eindeutige Fragen oder Ziele? ☐

Sind Material und Methoden übersichtlich und klar strukturiert? ☐

Ist die Reihenfolge der Ergebnisse logisch nachvollziehbar? ☐

Werden Ergebnisse durch Abbildungen oder Tabellen illustriert? ☐

Beginnt und endet die Diskussion mit einer Schlussfolgerung? ☐

Haben Sie Literaturdaten und methodischen Schwächen diskutiert? ☐

Nennen Sie Folgeexperimente oder praktische Anwendungen? ☐

In Gänze: Entspricht Ihre Gliederung der Abbildung 14? ☐

Kurzanleitung

[1] Beginnen Sie mit den Eckpunkten Ihres Konzepts. Platzieren Sie deren Inhalt an den geeigneten Stellen der einzelnen Kapitel.

[2] Gliedern Sie die Einleitung in die Relevanz, den Hintergrund, das Unbekannte und die Problemstellung.

[3] Entscheiden Sie sich im Kapitel Material & Methoden für eine Gliederungsvariante (experimentelle Arbeit, klinische Studie, statistische Doktorarbeit) und sammeln Sie Informationen, die Sie später zum Schreiben benötigen.

[4] Beschreiben Sie jedes Ergebnis in ein bis zwei Sätzen, erstellen Sie Abbildungen und Tabellen und wählen Sie dann für Ihren Ergebnisteil einen didaktisch-sinnvollen Aufbau.

[5] Gliedern Sie die Diskussion in den Anfangsteil, den Mittelteil und den Schlussteil. Formulieren Sie eindeutige Antworten, recherchieren Sie nach relevanter Literatur und notieren Sie sich etwaige methodische Schwächen.

[6] Planen Sie alle weiteren Kapitel der Doktorarbeit ein: Titelseiten, Verzeichnisse, Anhang, Danksagung, Lebenslauf. Hier genügen zunächst auch einfache Platzhalter.

[7] Wenn Sie nun eine detaillierte Gliederung sowie Abbildungen und Tabellen erstellt haben, dann schicken Sie dieses Zwischenergebnis an Ihren Betreuer oder Ihre Betreuerin.

Wissenschaftliches Schreiben

Konzept und Gliederung – diese Planungsschritte sind bereits integrale Bestandteile des Schreibprozesses. Sie stecken also mitten in Ihrem Schreibprojekt und haben bereits eine ziemlich gute Idee, wie Sie den Gipfel „Doktorarbeit" erklimmen können. Wenn Sie sich jetzt auf den Weg machen und beginnen zu schreiben, dann laufen Sie nicht einfach darauf los. Formulieren Sie nicht ins Blaue hinein. Überlegen Sie bei jeder Schreibetappe zuerst, welcher Wegabschnitt vor Ihnen liegt. Das bedeutet: Planen Sie Ihre Absätze und Sätze. Anschließend schreiben Sie sie auf.

Absatzplanung

Anforderungen an einen wissenschaftlichen Absatz

Sie wissen bereits, dass ein Absatz nicht einfach nur eine Sammlung loser Informationen ist, sondern immer ein Thema, einen Aspekt oder einen Gedankengang behandeln sollte. Die zweite Anforderung: Ein Absatz ist eine Kommunikationseinheit, ein Glied einer längeren Argumentationskette. Denn Ihr Leser kann Ihr Wissen und Ihre Erkenntnisse nur Schritt für Schritt aufnehmen, also nur absatzweise verstehen.

Der Absatz sollte außerdem eine innere Struktur besitzen: Er beginnt mit einem Übersichtssatz, der den Leser auf das folgende Thema vorbereitet (Fachbegriff: TOPIC SENTENCE). Erst dann folgen die Details. Auf diese Weise kann der Leser die Informationen der folgenden Sätze leichter und besser verstehen. Bei etwas längeren Absätzen können Sie die verschiedenen Informationen außerdem am Ende des Absatzes noch einmal auf den Punkt bringen. Ein solcher zusammenfassender Schluss-Satz erhöht die Verständlichkeit Ihres Textes zusätzlich (Abb. 15).

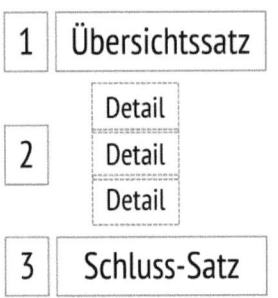

Abbildung 15. Wissenschaftliche Absätze besitzen eine innere Struktur. Diese Struktur besteht aus zwei bis drei Elementen: einem einleitenden Übersichtssatz, den Informationen und Details sowie einem zusammenfassenden Satz am Ende. Dieser Schluss-Satz ist optional.

Die Übersicht im ersten Satz: Topic Sentence

Es lohnt sich, die Arbeit an einem Absatz mit dem Übersichtssatz zu beginnen. Denn ein solcher TOPIC SENTENCE unterstützt nicht nur die Kommunikation mit dem Leser, sondern hilft auch dem Autor oder der Autorin, sich beim Schreiben auf einen bestimmten Aspekt zu fokussieren. Es gibt nun in medizinischen Texten verschiedene Möglichkeiten, einen solchen Übersichtssatz zu formulieren. Wenn Sie sich die folgenden Beispiele ansehen, werden Sie schnell ein Gefühl dafür bekommen, was einen guten Übersichtssatz ausmacht. Die Beispiele nennen jeweils einen Übersichtssatz und die Erwartung des Lesers, die sich daraus für den anschließenden Absatz ergibt.

▸ Übersichtssatz   Die Hyperglykämie ist das Leitsymptom des Diabetes mellitus.
　 Erwartung   *Thema: Hyperglykämie; Symptome des Diabetes mellitus*

▸ Übersichtssatz   Die Therapieoptionen für das maligne Melanom sind limitiert.
　 Erwartung   *Begründung: Beispiele für Therapien und ihre Limitationen*

▸ Übersichtssatz   Dann wurde untersucht, ob die beiden Proteine interagieren.
　 Erwartung   *Bestätigung der Hypothese (Beantwortung der ob-Frage)*

▶ Übersichtssatz   Zur Charakterisierung der Reaktion wurde eine Optimumskurve erstellt.
   Erwartung   *Analyse (deskriptive Befunde)*

▶ Übersichtssatz   Während der dreiwöchigen Studie stieg die mittlere Pulsfrequenz an.
   Erwartung   *Ergebnisse: Ordnung der Details im Zeitverlauf*

▶ Übersichtssatz   XY reduzierte dosisabhängig die Pulsfrequenz der Teilnehmer.
   Erwartung   *Ergebnisse: Ordnung der Details nach Wirkstoffkonzentrationen*

▶ Übersichtssatz   Es gibt drei Theorien, die die Entstehung der Erkrankung erklären können.
   Erwartung   *Literaturdaten: drei Theorien*

▶ Übersichtssatz   Aus zwei Gründen sind die Studienergebnisse nur eingeschränkt generalisierbar.
   Erwartung   *Diskussion: zwei Einschränkungen (Limitationen)*

· ·

Praxis-Tipp: Erst die Übersicht, dann die Details

Formulieren Sie zu Beginn des Schreibprozesses zuerst einen kurzen und prägnanten Übersichtssatz. Notieren Sie dann darunter all die Informationen in Stichpunkten, die Sie in diesem Absatz nennen wollen – achten Sie dabei auf eine sinnvolle und logische Reihenfolge. Sammeln und ordnen Sie zuerst diese Stichpunkte, bevor Sie anfangen, Sätze zu formulieren.

· ·

Gängige Absatzstrukturen in Wissenschaftstexten

Die einfachste Absatzstruktur haben Sie in der Abbildung 15 bereits kennengelernt: Übersichtssatz, Details, Schluss-Satz. Wenn Sie sich nun noch einmal die exemplarischen Übersichtssätze des letzten Abschnittes ansehen, werden Sie feststellen, dass der Übersichtssatz oft bereits eine komplexere innere Struktur des anschließenden Absatzes festlegt. Kündigt der Übersichtssatz drei Theorien bzw. zwei Limitationen an, dann werden die Informationen des Absatzes inhaltlich in drei bzw. zwei Themen gegliedert (Abb. 16, links). Im nächsten Abschnitt werden Sie erfahren, wie man diese innere Struktur dem Leser durch geeignete Satzanfänge verdeutlicht.

Eine Besonderheit stellen die Absätze des Ergebnisteils dar. Denn hier gibt es eine einheitliche Absatzstruktur, die Wissenschaftler gerne in ihren Übersichtsartikeln, Originalartikeln und Doktorarbeiten verwenden. Im Ergebnisteil beginnen die Absätze mit einem Übersichtssatz, der zunächst die Fragestellung oder Zielsetzung eines Experimentes nennt. Dann folgt ein kurzer Überblick über den methodischen Ansatz, mit dessen Hilfe die Frage beantwortet werden sollte. Der Leser muss einfach wissen, wie die Ergebnisse zustande kamen. Erst anschließend werden die eigentlichen Versuchsergebnisse erläutert. Am Ende des Absatzes steht dann die Antwort auf die eingangs gestellte Frage bzw. eine zusammenfassende Schlussfolgerung (Abb. 16, rechts).

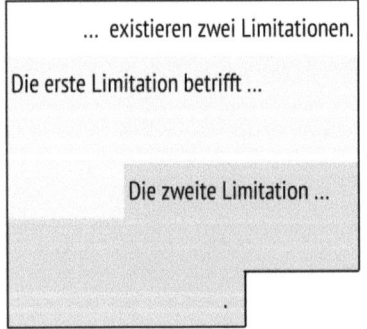 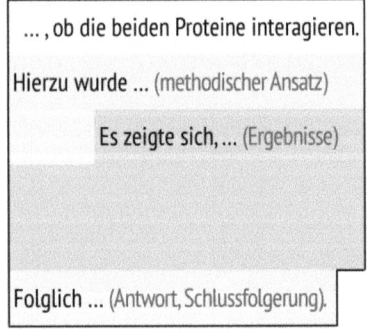

Abbildung 16. Gängige Absatzstrukturen wissenschaftlicher Texte. Die Informationen eines Absatzes sollten inhaltlich strukturiert werden (grau). Der Übersichtssatz (weiß) kann diese Struktur ankündigen (links). Absätze des Ergebnisteils nennen meist die Fragestellung eines Experimentes, den methodischen Ansatz, die eigentlichen Versuchsergebnisse und eine Antwort bzw. Schlussfolgerung (rechts).

Vielleicht wundern Sie sich, dass im Ergebnisteil methodische Aspekte erneut aufgegriffen werden. Jedoch wiederholen Sie hier nicht einfach die Versuchsanleitungen des Kapitels Material und Methoden. Sie erläutern im Ergebnisteil nicht, <u>wie</u> eine bestimmte Methode im Detail durchgeführt wurde. Sie schreiben stattdessen nur, <u>dass</u> sie durchgeführt wurde:

Methodische Details Kapitel ‚Material & Methoden'	Methodischer Ansatz Kapitel ‚Ergebnisse'
Es wurden $1{,}0 \times 10^6$ NIH3T3 Zellen mit einer Transfektionslösung aus Plasmid-DNA (2 µg in 50 µl Puffer B) und 150 µl Kaliumphosphatpuffer (0,05 M; pH 7,3) für zehn Minuten bei Raumtemperatur inkubiert und anschließend …	NIH3T3 Zellen wurden mit einer steigenden Menge des Expressionsplasmids für p21 transfiziert.

Vier mögliche Satzanfänge

Verlassen wir nun den Übersichtssatz und die Absatzstruktur und wenden uns jetzt den Informationen zu, die Sie in einem Absatz vermitteln wollen. Grundsätzlich verdient jede wichtige Information einen eigenen Satz: Sätze sind, wie auch die Absätze, Texteinheiten; sie sind Informationseinheiten. Und wie auch der Übersichtssatz am Anfang des Absatzes dem Leser Orientierung bieten kann, so kann auch der Satzanfang dem Leser Orientierung geben – indem er ihn auf die Zusammenhänge zwischen den Informationen bzw. Sätzen hinweist.

Ein weiteres Element der Absatzplanung ist also der Satzanfang. Wählen Sie daher einen geeigneten Satzanfang aus, bevor Sie anfangen, einen Satz auszuformulieren. Sie haben vier grundlegende Möglichkeiten:

(1) Satzanfang mit Signalwirkung

Kündigen Sie etwa in einem Übersichtssatz einen Zeitverlauf an (z. B. die Veränderungen eines Laborwertes während einer mehrwöchigen Studie), können Sie ein zeitliches „Signal" jeweils an den Anfang der folgenden Sätze stellen. So weiß der Leser sofort, zu welchem Zeitpunkt ein Wert gemessen wurde.

Zu Studienbeginn ... (Hb $10{,}7 \pm 1{,}1$ g/dl)
Vier Wochen nach Studienbeginn ... (Hb $11{,}9 \pm 0{,}9$ g/dl)
Am Studienende ... (Hb $13{,}2 \pm 0{,}8$ g/dl)

Kündigen Sie im Übersichtssatz dagegen den Vergleich von Versuchsgruppen an, die mit unterschiedlichen Wirkstoffkonzentrationen behandelt wurden, dann setzen Sie die Dosis an den Satzanfang:

In der Kontrollgruppe (0 mM) ...
Bei 30 mM ...
Bei 60 mM ...

Auch andere Ordnungskriterien wie „erstens, zweitens, drittens" besitzen eine solche Signalwirkung. Wenn Sie etwa im Übersichtssatz ankündigen, dass drei Theorien existieren, die die Entstehung einer Erkrankung erklären können, formulieren Sie die Satzanfänge entsprechend:

Die erste Theorie ...
Die zweite Theorie ...
Die dritte Theorie ...

(2) Übergangsworte am Satzanfang

Die zweite Möglichkeit, einen Satz zu beginnen: Übergangsworte. Die Sprache hält für jeden erdenklichen Zusammenhang passende Übergangsworte bereit. Viele von ihnen lassen sich gut am Anfang eines wissenschaftlichen Satzes einsetzen (Beispiele):

▸ Zeit	während, seit, solange, sobald, als, nachdem, wenn, seit(dem), bis, bevor, ehe, inzwischen, zuletzt, zuerst, schließlich, danach, anschließend, dann, zuvor, anfangs, später
▸ Ort	da, dabei, daneben, darunter, darüber, dazwischen, dort, hier, wo
▸ Grund	weil, da, daher, somit, deswegen, dementsprechend, folglich, daraus, demnach, aufgrund, wegen
▸ Wirkung	daher, folglich, somit, entsprechend, hierdurch, wodurch, dann
▸ Gegensatz	während, wohingegen, obgleich, obwohl, wenngleich, ungeachtet, dagegen, im Gegenteil, vielmehr, demgegenüber, hingegen, allerdings, dementgegen, trotz
▸ Einschränkung	allerdings, falls, insoweit, indessen, insofern, (nur) wenn
▸ Zusatz	außerdem, zusätzlich, darüber hinaus, weiterhin, ferner, überdies, zudem, des weiteren
▸ Abwägen	allerdings, dennoch, immerhin, gleichwohl, trotzdem, wenngleich, zwar
▸ Pro und Kontra	einerseits-andererseits, zum einen - zum anderen, auf der einen Seite – auf der anderen Seite

(3) Ein bekanntes Wort am Satzanfang

Wenn Sie zu Beginn eines Satzes ein Wort oder eine Information aus dem vorangehenden Satz wiederholen, erschließt sich dem Leser der Zusammenhang sofort. Diese Variante bietet sich immer dann an, wenn Reaktionsfolgen oder Signalketten beschrieben werden:

Der Ligand XY bindet an den Z-Rezeptor. Der Rezeptor wird daraufhin an den Aminosäuren $Serin_{123}$ und $Threonin_{416}$ phosphoryliert. An diese Phosphorylierungsstellen docken Proteine der AB-Familie an, interagieren und wandern als Signalkomplex in den Zellkern. Im Zellkern besetzt dieser Signalkomplex spezifische Promotorsequenzen und aktiviert die Transkription des Zyklin-Gens. Die erhöhte Zyklin-Expression führt wiederum … etc.

(4) Das Thema einer Information am Satzanfang

Auch so können Sie Ihren Leser gut auf die folgende Information vorbereiten: Stellen Sie das Thema der Information direkt an den Satzanfang. Angenommen der Übersichtssatz kündigt an, dass bei den Studienteilnehmern die Nüchternglukose bestimmt, die Temperatur gemessen und die Pulsfrequenz ermittelt wurde. Dann sollte man genau diese ‚Themen' am Satzanfang platzieren, damit der Leser die folgenden Zahlen direkt den einzelnen Parametern zuordnen kann:

▶ Übersichtssatz: Bei allen Studienteilnehmern wurden Nüchternglukose, Temperatur und
                    Pulsfrequenz dokumentiert.
   - Die Nüchternglukose ... durchschnittlich 129 mg/dl
   - Die Körpertemperatur ... Anstieg um 1,8°C
   - Die Pulsfrequenz ... durchschnittlich 85/min und konstant

Dieses Beispiel zeigt, dass es nun gar nicht mehr so weit bis zu den vollständig ausformulierten Sätzen ist: Die Nüchternglukose *betrug* durchschnittlich 129 mg/dl. Die Körpertemperatur *stieg* im Durchschnitt um 1,8°C an und die Pulsfrequenz *war* bei allen Teilnehmern konstant (durchschnittlich 85/min).

Zur Absatzplanung haben Sie also nun einen Übersichtssatz formuliert, Details gesammelt sowie geeignete Satzanfänge ausgewählt. Diese Komponenten bilden ein Gerüst, das Ihnen helfen wird, den Absatz vollständig auszuformulieren. Im Anhang (Seite 146) finden Sie zahlreiche Beispiele für eine solche Absatzplanung.

Sätze

Sätze formulieren

Sie haben nun den Anfang der Sätze und, in Stichpunkten, auch ihren Inhalt festgelegt. Nun können Sie diese Sätze ausformulieren und somit die erste Version Ihrer Doktorarbeit verfassen. Es ist die „erste" Version, denn Sie werden sie später noch überarbeiten und stilistisch optimieren. Das sollten Sie sich stets vor Augen halten, denn bei der ersten Version sollte Ihr Fokus ausschließlich auf der Verständlichkeit und Präzision liegen. Das ist schwer genug. Würden Sie sich während dieses Arbeitsschrittes zusätzlich noch mit allen möglichen Stilfragen auseinandersetzen, würde das Ihren Gedankengang stören und Sie müssten den Schreibprozess immer wieder unterbrechen.

Jetzt, beim Schreiben der ersten Version stehen daher folgende Dinge im Vordergrund: die Wahl der richtigen Zeitform, Satzlänge und Satzbau, die Wortwahl sowie die richtige Verwendung von Abkürzungen und Zahlen. Am Ende widmet sich dieses Kapitel dann den verschiedenen Aspekten des korrekten Zitierens.

Die richtige Zeitform

Die Gegenwartsform (Präsens) benutzt man für etabliertes Wissen, d. h. für bekannte und publizierte Fakten sowie für den Verweis auf Abbildungen und Tabellen:

Antikörper bestehen aus zwei schweren und zwei leichten Ketten.
Tabelle 2 zeigt den Anstieg der ...

In der einfachen Vergangenheit (Imperfekt) beschreiben Sie all das, was Sie in der Vergangenheit im Labor oder in der Klinik getan haben bzw. von anderen getan wurde (Quellen, Hinweis auf Publikationen). Diese Tätigkeiten wurden in der Vergangenheit abgeschlossen.

Die Proben wurden zentrifugiert ...
Der Virustiter nahm kontinuierlich ab ...
Die START-Studie zeigte, dass ...
Müller et al. demonstrierten, dass ...

Die Zeitform Perfekt (vollendete Gegenwart) wird in deutschsprachigen Wissenschaftstexten seltener verwendet. Man benutzt sie, wenn ein Ereignis der Vergangenheit einen Bezug zur Gegenwart hat, weil es etwa noch andauert oder der Sachverhalt auch weiterhin gültig ist.

Der Anstieg der Neuinfektionen hat bereits 2007 begonnen …

Die Vorzeitigkeit (Plusquamperfekt) benutzen Sie für Ereignisse, die vor einem anderen Ereignis stattfanden.

… wurden Versuchstiere eingesetzt, die positiv auf XY getestet worden waren …
Der Blutdruck hatte bereits in der ersten Phase abgenommen und stabilisierte sich in der zweiten …

Die Zukunft (Futur) findet sich manchmal in der Diskussion.

… wird Gegenstand weiterführender Studien sein …

· ·

Praxis-Tipp: Welche Zeit für welches Kapitel?

In der Einleitung und Diskussion verwenden Sie verschiedene Zeitformen: Sie nennen viele publizierte Fakten (Präsens), verweisen auf Publikationen (Imperfekt) und beschreiben alle möglichen Ereignisse der Vergangenheit mit und ohne Wirkung auf die Gegenwart (Imperfekt, Perfekt). Methoden und Ergebnisse werden fast ausnahmslos im Imperfekt beschrieben – klar, die Versuche sind abgeschlossen.

In den Kapiteln Methodik und Ergebnisse gibt es aber Ausnahmen: Verweise auf Abbildungen und Tabellen stehen natürlich im Präsens („Abbildung 1 zeigt …"). Außerdem benutzen Sie im Kapitel Methodik das Präsens, wenn Sie die prinzipielle Funktionsweise eines Gerätes erklären. Gleiches gilt, wenn Sie ein Ergebnis beschreiben, das sich nicht mehr ändert, da es bei jeder Wiederholung des Versuches genau so ausfallen wird (etwa bei DNA-Sequenzen: „Die identifizierte Sequenz lautet GAA TCC …").

· ·

Jede wichtige Information verdient einen eigenen Satz

Jede wichtige Information verdient ihren eigenen Satz. In dem folgenden Beispielsatz, der mit über 50 Wörtern definitiv zu lang ist, haben wir zunächst zwei Patienten mit ganz unterschiedlichen Befunden. Beim ersten Patienten wurden dazu die Befunde mit zwei grundsätzlich verschiedenen Methoden erhoben – das sind zu viele Informationen für einen einzigen Satz:

Bei einem Patienten mit zahlreichen Läsionen konnte das Echokardiogramm erfolgreich eine große Läsion (15 mm) an der rechten Herzklappe detektieren, aber versagte bei anderen Läsionen (4-5 mm), die erst später während der Operation an den anderen beiden Herzklappen gefunden wurden, wogegen bei einem anderen Patienten Läsionen an allen drei Herzklappen korrekt durch das Echokardiogramm detektiert wurden.

Gönnt man jeder genannten Informationen einen eigenen Satz, dann umfassen die Sätze 17 bis 20 Wörter. So etwas liest sich deutlich leichter:

Bei einem Patienten mit zahlreichen Läsionen detektierte das Echokardiogramm eine große Läsion (15 mm) an der rechten Herzklappe. Es versagte jedoch bei weiteren Läsionen (4-5 mm), die erst während der Operation an den anderen beiden Herzklappen gefunden wurden. Bei einem anderen Patienten detektierte das Echokardiogramm jedoch alle Läsionen, die sich an den drei Herzklappen befanden.

Ich bin kein Freund von starren Vorschriften. Daher dienen die folgenden Regeln lediglich der Orientierung (Abb. 17):

▶ **Satzlänge bis 25 Wörter:** Diese Satzlänge ist in jedem Fall in Ordnung.

▶ **Satzlänge von 26 bis 35 Wörtern:** Solche Sätze sollte man genau prüfen: Sind sie noch verständlich? Wenn ja, ist die Satzlänge in Ordnung.

▶ **Satzlänge zwischen 36 und 45 Wörtern:** Solche Sätze sind meist zu lang (Ausnahme: Ein Satz enthält eine Aufzählung).

▶ **Satzlänge über 46 Wörter:** Das ist definitiv zu lang. Solche Sätze können nicht mehr auf Anhieb verstanden werden.

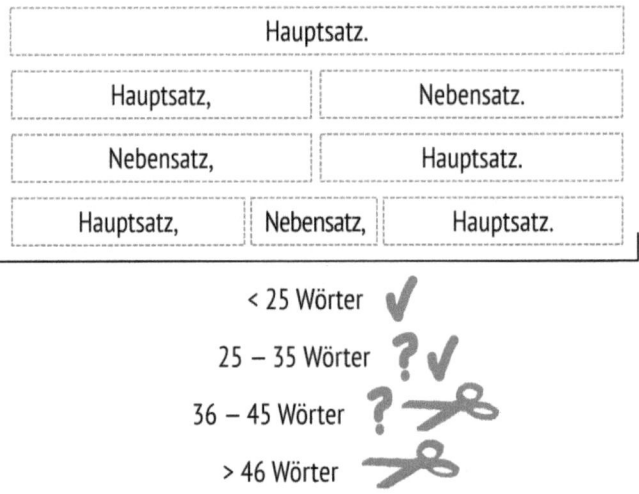

Abbildung 17. Satzbau und Satzlänge. Sätze sollten einfach strukturiert und nicht zu lang sein. Nebensätze sollten dem Hauptsatz möglichst voran- oder nachgestellt werden. Muss ein Nebensatz einmal in den Hauptsatz eingefügt werden, sollte er möglichst kurz sein.

Weniger wichtige Infos können in Nebensätzen beigeordnet werden

Nebensätze werden verwendet, um die zentrale Information des Hauptsatzes zu erklären, einzuschränken oder zu erweitern:

▸ *Begründung*   ... führte zu unerwarteten Nebenwirkungen, **da** ...

▸ *Erklärung*   ... handelte es sich um regulatorische T-Zellen, **die** an der ...

▸ *Ursache–Wirkung*   ... wandert in den Zellkern, **wodurch** ...

▸ *Spezifizierung*   ... wurden die Stammzellen verwendet, **die** positiv auf ...

▶ *Einschränkung* ... wurden in die Studie aufgenommen, **wenn** sie ...

▶ *Folge* ... zu einer Erhöhung um 10,3 ± 2,1 mm Hg auf, **wodurch** ...

▶ *unerwartete Folge* ... banden an den Il-6-Rezeptor, **aber** aktivierten dort keine ...

▶ *unerwartetes Ereignis* ... **obwohl** die Patientenzufriedenheit sehr hoch war, brachen ...

▶ *Ziel* ... Zellen wurden mit Eisenoxid markiert, **um** in MRT-Analysen ...

Bei Nebensätzen gibt es zwei Dinge zu beachten: Erstens sollte es nicht mehr als ein Nebensatz pro Hauptsatz sein, da der Satz insgesamt dann schnell zu lang wird. Zweitens sollte ein Nebensatz dem Hauptsatz entweder voran- oder nachgestellt werden (Abb. 17). Ein Nebensatz sollte also möglichst nicht in der Mitte des Hauptsatzes platziert werden. Warum? Weil dann die wichtigen Informationsbestandteile des Hauptsatzes voneinander getrennt werden und nicht mehr so leicht als Einheit verstanden werden können:

Die statistische Analyse konnte durch eine zusätzliche und über die übliche Optimierung hinaus-gehende Präzisierung des Verfahrens, welches im Gegensatz zu anderen Methoden, die in vergangenen Studien eingesetzt worden waren, eine mehrmalige Eingrenzung der Zielvariablen beinhaltete, nicht verbessert werden.

Dieses Beispiel demonstriert, wie durch die Nebensatz-Einschübe das Subjekt des Hauptsatzes (die statistische Analyse) und sein Verb (konnte nicht verbessert werden) voneinander getrennt wurden. Besser versteht man den Sachverhalt, wenn man die Informationsbestandteile Subjekt und Verb möglichst zusammenlässt:

Die statistische Analyse konnte nicht verbessert werden, obwohl das Verfahren zusätzlich und über die übliche Optimierung hinausgehend präzisiert wurde. Im Gegensatz zu den Methoden der vergangenen Studien wurden die Zielvariablen dabei mehrfach eingegrenzt.

Worte und Begriffe

Drei Anforderungen an die Worte einer medizinischen Doktorarbeit

Präzise Worte

Der präzise Ausdruck macht jeden Text interessanter, denn nur so entstehen beim Lesen konkrete Bilder und Eindrücke. Auch ein Krimiautor würde nicht von einem „Verbrecher" berichten, der einfach in einem „Auto" davonfährt. Nein, er würde das konkreter ausdrücken: ein „hinkender Bankräuber" etwa, der in einem „rostigen Mercedes 208" schlingernd davon rast.

Allgemeinplätze und ungenaue Formulierungen widersprächen außerdem der notwendigen Wissenschaftlichkeit Ihres Textes. Aus diesem einfachen Grund verwenden wir Fachbegriffe – „Glomerulonephritis" ist präziser als „Nierenerkrankung". Die Frage ist: Müssen Sie Ihrem Leser solche Fachbegriffe erklären? Ja, abgesehen von den allgemeinmedizinischen Begriffen, die jeder Student der Medizin bereits in den ersten drei Semestern lernt. Sie schreiben Ihre Doktorarbeit zwar für ein Fachpublikum, das aus medizinisch-vorgebildeten Lesern besteht. Jedoch werden nicht alle Leser aus Ihrem Fachbereich stammen. Wenn Sie Ihre Dissertation im Fachbereich Hepatologie erstellen, sollte sie auch ein Dermatologe problemlos verstehen können. Daher sollten Sie spezifische Fachbegriffe kurz erklären oder definieren.

Die präzise Ausdrucksweise betrifft natürlich nicht nur einzelne Worte, sondern auch Mengenangaben. „Ich habe ein paar Minuten Zeit." Eine solche etwas ungenaue Angabe ist typisch für unsere Alltagssprache, für einen Wissenschaftstext wäre sie jedoch zu ungenau:

Die Zellen wurden für 15 Minuten inkubiert.
Insgesamt 219 Patienten nahmen an der Studie teil.

Sie sollten beim wissenschaftlichen Schreiben immer prüfen, ob Ihre Angaben präzise sind. Achten Sie daher besonders auf ungenaue Zahlenwörter wie zum Beispiel „einige, wenige, mehr, viel, groß, klein, zahlreich" und überlegen Sie, ob Sie sich an diesen Stellen genauer ausdrücken können. Jedoch sind diese ungenauen Zahlenwörter in einem Wissenschaftstext nicht generell verboten. Man darf sie immer dann verwenden, wenn es auf den präzisen Wert nicht ankommt: „Einige Studien haben gezeigt, dass ...".

Ungenauigkeiten können auch entstehen, wenn man Oberbegriffe benutzt. Wenn etwa zwei Versuchsgruppen unterschiedlich behandelt wurden, müssen Sie an jeder Stelle des Textes konkret bleiben:

... wurden mit Reductan oder Senkovan behandelt. Die <u>Therapie</u> führte zu den folgenden Nebenwirkungen ...

Hier fragt sich der Leser, bei welchem Medikament die Nebenwirkungen auftraten – bei Senkovan oder bei beiden Medikamenten? Schreiben Sie daher eindeutig:

... wurden mit Reductan oder Senkovan behandelt. Die <u>Therapie mit Senkovan</u> führte zu folgenden Nebenwirkungen ...

· ·

Praxis-Tipp: Wie genau muss man bei Material & Methoden sein?

Will ein Leser eines Ihrer Experimente nachkochen, darf sein Versuch nicht daran scheitern, dass er ein anderes Material eingesetzt hat – dass er seine Reaktionspuffer mit Chemikalien eines anderen Reinheitsgrades angesetzt, einen gegen ein anderes Epitop gerichteten Antikörper für seinen Western Blot benutzt oder Zellen mit 15 mg/ml PDGF für 2 h statt mit 10 mg/ml PDGF für 1 h stimuliert hat.

Das bedeutet: Um die 100 %-ige REPRODUZIERBARKEIT zu gewährleisten, müssen Sie zu 100 % genau sein. Eine aufwendige Fleißarbeit? Gewiss! Im Anhang finden Sie eine Liste zu den Details, die im Kapitel Material und Methoden üblicherweise genannt werden müssen.

· ·

Einfache Worte

Die zweite Anforderung an wissenschaftliche Worte: Einfachheit! Denn die vielen Fachbegriffe und Zahlen, die Sie benutzen müssen, erhöhen zwangsläufig die Komplexität Ihres Textes und fordern dem Leser einiges an Aufmerksamkeit ab. Um ihn nicht zu überfordern, sollten daher alle anderen, verbleibenden Worte einfach und leicht verständlich sein. Vermeiden Sie daher vor allem lateinische Fremdwörter (LATINISMEN) – eine ‚methodische Novität' ist einfach eine neue Methode, eine ‚erhöhte Symptomatologie' vielleicht nur die größere Anzahl schwerer Symptome. Weitere Beispiele, die man gelegentlich noch in medizinischen Fachtexten liest, sind „eruieren, konstatieren, konkludieren" – sie klingen allesamt sehr verstaubt.

Zu der Einfachheit der Wortwahl gehört auch der Verzicht auf unnötige SYNONYME, also anderslautende Worte gleicher Bedeutung. Der Grund: Der Leser erwartet bei einem neuen Wort intuitiv eine neue Sache und muss sich erst mühevoll erschließen, dass Sie das Gleiche meinen. Wenn Sie also für den Zelltyp, mit dem Sie gearbeitet haben, den Begriff „CD34$^+$ Stammzellen" eingeführt haben, dann bleiben Sie dabei. Jede Variation wie etwa „CD34$^+$ Vorläufer" würde den Leser verwirren. Und wenn Sie Ihren Studienteilnehmern eine „anti-inflammatorische Medikation" verabreicht haben, dann ersetzen Sie diesen Begriff nicht durch ein „entzündungshemmendes Präparat". Der Leser würde dann nämlich durch den Text irrlichtern, um herauszufinden, worum es sich bei dem vermeintlich zusätzlichen Medikament handelte.

Notwendige Worte

Die dritte Anforderung an Wissenschaftsworte: Sie müssen notwendig sein. „Die Eigenschaften eines Proteins sind hinlänglich bekannt." Hier liefert „hinlänglich" keine zusätzliche Information und kann gestrichen werden. Ebenso ist im folgenden Beispiel die Formulierung „in der Tat" überflüssig: „In der Tat konnten die Zielsequenz bislang nicht nachgewiesen werden." Sie konnte nicht nachgewiesen werden. Punkt. „Letztlich konnte der Antikörper dreifach angereichert werden." Auch hier steuert das Wort „letztlich" nichts zum Verständnis bei. Außerdem schwingt hier eine gewisse Emotion mit („Gottlob habe ich es noch geschafft."). Emotionen sind in einer Doktorarbeit jedoch tabu. Der Antikörper konnte dreifach angereichert werden. Damit ist alles gesagt.

Es gibt weitere überflüssige Worte: Mit „das anschließend folgende Experiment" wird nichts anderes gesagt als mit „das folgende Experiment". Und die Fortführung Ihrer Studie ist auch nicht „zwingend notwendig", sondern einfach nur „notwendig". Versuchen Sie beim wissenschaftlichen Schreiben, Unnötiges wegzulassen, präzise Fachbegriffe zu wählen und ansonsten einfache Wörter zu benutzen. Sie werden schnell feststellen, wie klar und prägnant Ihre Schreibe klingen kann.

Zahlen

Grundregel

Zur Schreibweise von Zahlen in einem deutschsprachigen Text gibt es eine simple Regel: Die Zahlen von eins bis zwölf werden ausgeschrieben, die Zahlen ab 13 dagegen nicht mehr. Interessanter als dieser Grundsatz sind jedoch die zahlreichen Ausnahmen.

Ausnahmen

Wissenschaftliche Einheiten und das Prozentzeichen

Vor wissenschaftlichen Einheiten und dem Prozentzeichen werden Zahlen nie ausgeschrieben – egal, wie klein sie sind: 3 ng, 5 µM, 7 %, 9 ml.

84

Ziffern am Satzanfang

Zahlen sind am Satzanfang nicht schön, aber die Zahlen stattdessen auszuschreiben, ist auch nicht immer eine Lösung:

3753 Patienten nahmen an der Studie teil.
Dreitausendsiebenhundertdreiundfünfzig Patienten nahmen (...) teil.

Eine bessere Lösung: Man setzt ein „Insgesamt" davor: „Insgesamt 3753 Patienten nahmen an der Studie teil." Alternativ könnte man den Satz auch vollständig umformulieren („An der Studie nahmen ...").

Zahlen in einer Reihe

Wird in einem Satz eine Reihe von Zahlen genannt, werden alle Zahlen gleich behandelt: „Am nächsten Tag wurden 3, 4, 8 und 15 Mäuse untersucht." Da 15 nicht ausgeschrieben wird, werden auch die kleineren Zahlen in Ziffern dargestellt.

Größe der Zahlen

In einem Fließtext sollten Zahlen möglichst zwischen 0,1 und 1000 liegen, da das Auge mehr als vier Ziffern nur schlecht erfassen kann (die Erfahrung haben Sie sicher schon einmal beim Abschreiben einer IBAN-Nummer gemacht). Schreiben Sie daher statt 1 500 000 Zellen einfach $1,5 \times 10^6$ Zellen und anstelle von 0,003 µg einfach 3 ng. Sollten Sie dennoch Zahlen verwenden, die aus mehr als vier Ziffern bestehen, stellen Sie diese in Blöcken dar: 12 654.

Erstreckungsbereiche

Erstreckungsbereiche („es wurde Konzentrationen zwischen 5 und 25 mg/ml eingesetzt") sollten im Text mit „zwischen ... und" oder „von ... bis" ausgedrückt werden. In Klammereinschüben oder in Tabellen wird stattdessen der Gedankenstrich eingesetzt: 5 – 25 mg/ml. Beachten Sie: Der Gedankenstrich (–) unterschiedet sich von dem normalen Bindestrich (-).

Zeitraum

Tage, Monate, Jahre – das sind, streng genommen, keine wissenschaftlichen Einheiten (SI-EINHEITEN), sodass man die Zahlen eigentlich ausschreiben müsste: „Fünf Monate". Jedoch werden diese Zeiträume in Wissenschaftstexten zunehmend wie wissenschaftliche Einheiten behandelt. Sie haben also die Wahl und können stattdessen auch „5 Monate" schreiben. Beide Varianten sind korrekt.

Zahlen „Rücken an Rücken"

Oberste Gebote sind Verständlichkeit und Unmissverständlichkeit: Bei „14 20-mg-Dosen" stehen zwei Zahlen Rücken an Rücken. Man kann sie leicht missverstehen und als „1420-mg-Dosen" interpretieren. Daher schreibt man in solchen Fällen eine der beiden Zahlen aus: „vierzehn 20-mg-Dosen."

Leerzeichen bei mathematischen Operatoren

Leerzeichen werden grundsätzlich zwischen Zahl und Einheit bzw. Prozentzeichen sowie vor und nach MATHEMATISCHEN OPERATOREN gesetzt ($+$, $-$, $\pm$, $\leqslant$, $\geqslant$, $\times$, $=$, $\neq$).

· ·

Praxis-Tipp: Zahlen in Abbildungen, Tabellen und Texten

Abbildungen und Text arbeiten zusammen, Tabellen und Text gehen Hand in Hand. Das bedeutet: All die Zahlen, die aus einem Diagramm oder einer Tabelle bereits hervorgehen, müssen Sie im Text nicht noch einmal nennen. Beschränken Sie sich im Text des Ergebnisteils auf die wichtigen Versuchsansätze oder illustrieren Sie Befunde, indem Sie zum Beispiel Minimal-, Maximal- und Mittelwerte oder prozentuale Veränderungen nennen. Beschreiben Sie die Ergebnisse und verweisen Sie dann einfach auf Ihre Abbildung: „XY reduzierte dosisabhängig den YZ-Level um bis zu 75 % (Abb. 1)." Das ist aussagekräftiger, als im Text die Einzelwerte der Tabelle oder Abbildung zu wiederholen („Bei 10 mM betrug der YZ-Level 100 µg, bei 30 mM waren es 55 µg und bei 60 mM wurden 25 µg detektiert.").

· ·

Abkürzungen

Wie Abkürzungen eingeführt werden

Ganz unabhängig von der Frage, ob Sie später ein Abkürzungsverzeichnis in Ihre Doktorarbeit aufnehmen oder nicht – jede einzelne Abkürzung muss in Ihrem Text eingeführt werden. Dabei wird ein Begriff bei seiner ersten Nennung zunächst ausgeschrieben. Die Abkürzung wird dahinter in Klammern gesetzt: Multiple Sklerose (MS).

Ab diesem Zeitpunkt benutzen Sie konsequent und ausschließlich die Abkürzung – mit zwei Ausnahmen: In der Zusammenfassung müssen Abkürzungen separat eingeführt werden. Der Grund: Die Zusammenfassung gilt als eigenständig und ist bibliografisch betrachtet vom Gesamttext unabhängig. Die zweite Ausnahme bilden die Abbildungslegenden und Tabellen. Da Abbildungen und Tabellen für sich allein betrachtet verständlich und selbsterklärend sein sollen, müssen hier alle verwendeten Abkürzungen erneut definiert werden.

Wie viele Abkürzungen darf man verwenden?

Die nächste Frage: Welche Begriffe sollte man abkürzen? Und wie viele? Fachbegriffe, die regelmäßig, also mehr als zehnmal in Ihrer Doktorarbeit vorkommen, dürfen Sie in jedem Fall abkürzen. Sie dürfen aber auch Begriffe abkürzen, die seltener vorkommen, nämlich immer dann, wenn sie schwer lesbar sind: *Fluoreszeinisothiocyanat* ist ein wahrer Zungenbrecher. Kürzen Sie ihn einfach mit FITC ab, auch wenn er nur drei- oder viermal vorkommt.

Aber: Nicht jeder Fachbegriff muss abgekürzt werden. Denn der Leser muss sich schließlich jede einzelne Abkürzung merken. Bei einer 100-seitigen Doktorarbeit gerät das menschliche Standardgehirn schnell an seine Grenzen: „Die Q2L-Subpopulation von CD8$^+$ MGCs wurde CR-markiert und mittels FBM-Bildgebung dargestellt." Alles klar?

Die Abkürzung englischer Begriffe

Wenn Sie Abkürzungen einführen, dann benutzen Sie die in Ihrem Fachbereich gebräuchlichen Abkürzungen – das können also auch Abkürzungen sein, die auf englischen Begriffen beruhen. Verwenden Sie die in Ihrer Promotionsordnung vorgeschriebene Formatierung englischer Begriffe (etwa in „Anführungszeichen" oder *kursiv*) und führen Sie den Begriff wie oben beschrieben ein: *Platelet-derived growth factor* (PDGF). Es gibt Fälle, in denen Sie vielleicht einen deutschen Begriff benutzen, aber dann die englische und gebräuchliche Abkürzung einsetzen möchten. Das lässt sich folgendermaßen bewerkstelligen: „Wir isolierten den epidermalen Wachstumsfaktor (*epidermal growth factor* [EGF])."

Abbildungen, Tabellen und ihre Legenden

Der Feinschliff

Abbildungen und Tabellen haben Sie bereits entworfen, während Sie an Ihrer Gliederung gearbeitet haben (Seite 54). Nun erstellen Sie die finalen Versionen und ergänzen Abbildungslegenden und Tabellen-Fußnoten. Es ist sinnvoll, nicht nur die Texte, sondern auch die Abbildungen und Tabellen schrittweise zu erstellen, also zuerst zu planen, dann eine Rohfassung zu entwerfen und sie schließlich zu optimieren. Denn so haben Sie die Möglichkeit, den besten Weg zu finden, Ihre Ergebnisse bildlich darzustellen.

Optimieren Sie Ihre Abbildungen

Fotos und mikroskopische Aufnahmen

Kontrast und Helligkeit aller fotografischen Elemente (Gel-Fotos, mikroskopische Aufnahmen) sollten so optimiert werden, dass der wissenschaftliche Befund einer Aufnahme leicht erkennbar bleibt, auch wenn sie für das Printformat verkleinert werden. Dabei müssen Sie darauf achten, dass keine Details verloren gehen und das wissenschaftliche Ergebnis in keiner Weise verändert wird.

Bei mikroskopischen Aufnahmen können Sie den Vergrößerungsfaktor in der Abbildungslegende nennen und / oder einen Maßstab in das Bild integrieren. Kombinieren Sie verschiedene Teilabbildungen zu einer Abbildung, müssen die Einzelkomponenten entsprechend beschriftet werden. Achten Sie darauf, für alle Teilabbildungen eine einheitliche Beschriftung zu wählen (Zahlen oder Buchstaben; Buchstaben entweder klein- oder großgeschrieben). Gleiches gilt für alle anderen Beschriftungen innerhalb einer Abbildung: Schrifttyp und Schriftgröße sollten in allen Abbildungen einer Doktorarbeit einheitlich sein.

Diagramme

Übernehmen Sie nicht einfach das Layout, das Ihnen Ihr Grafik- oder Kalkulationsprogramm anbietet. Die Standardeinstellung von Excel sieht oft für Balken- und Liniendiagramme einen grauen Hintergrund und zahlreiche horizontale Linien vor – beides kann man getrost entfernen (Abb. 18, oben). Auch die Farben der Balken und Tortenstücke können Sie selbst wählen. Vielleicht benötigen Sie keine Farben und kommen mit Grautönen oder Mustern zurecht – beim späteren Druck Ihrer Doktorarbeit spart das Kosten. Achten Sie auch darauf, identische Versuchsgruppen in allen Diagrammen Ihrer Doktorarbeit einheitlich darzustellen.

Passen Sie die Skalierung der y-Achse so an, dass die Linien oder Balken mehrheitlich in der Mitte der Abbildung liegen bzw. enden. Die Intervalle der Achsenbeschriftung sollten ein Kompromiss aus Präzision und Übersichtlichkeit sein. Erliegen Sie nicht der Versuchung, eine vermeintlich moderne und eindrucksvolle Darstellungsart zu wählen – wie dreidimensionale Balken- oder Tortendiagramme. Denn die dreidimensionale Darstellung verkompliziert die Abbildung unnötigerweise, steuert aber keine zusätzliche Information bei (Abb. 18, unten).

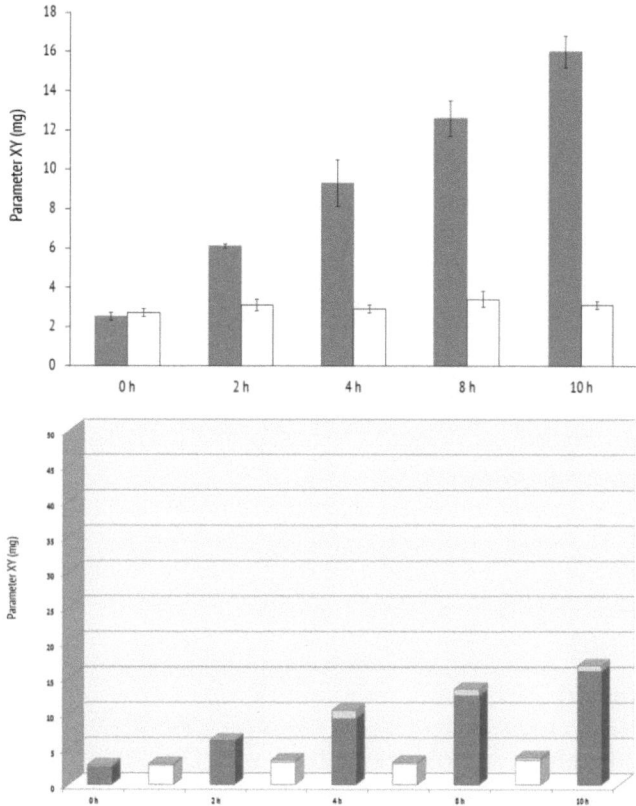

Abbildung 18. Gute und schlechte wissenschaftliche Diagramme. Das obere Diagramm entspricht dem wissenschaftlichen Standard. Beim unteren Diagramm wurde dagegen alles falsch gemacht: Die Fehlerbalken können nicht als solche erkannt werden. Überflüssige horizontale Linien und die dreidimensionale Darstellung lenken vom wissenschaftlichen Inhalt ab. Die Skalierung der y-Achse ist sehr ungünstig gewählt und die Beschriftungen beider Achsen sind zu klein.

. . . .

Praxis-Tipp: Abbildungen einfügen

Wenn Sie eine Abbildung in Ihr Manuskript einfügen, beginnen Sie zunächst einen neuen Absatz (¶) und fügen dort die Abbildung ein. Grafiken und Abbildungen lassen sich leicht über die Option „Einfügen" und „Grafik" in den Text integrieren. Über die „Bildtools" von Word lassen sich Position („Mit Text in Zeile") und Größe festlegen („Seitenverhältnis sperren"). Den Abstand vor und nach den Abbildungen sollten Sie einheitlich für alle Abbildungen mit dem Absatz-Tool gestalten („Abstand vor bzw. nach").

- Haben Sie sehr große und detailreiche Abbildungen, die eine hohe Auflösung erfordern, kann es sinnvoll sein, zunächst Platzhalter an die gewünschten Stellen zu setzen. Sonst könnte die entsprechend hohe Dateigröße das weitere Arbeiten mit Word behindern.
- Verwenden Sie mikroskopische Aufnahmen, sollten Sie außerdem darauf achten, dass die Bilder beim Einfügen nicht automatisch komprimiert werden. Die entsprechende Option finden Sie unter „Datei", „Optionen" und „Bildgröße". Werden Bilder unkomprimiert eingefügt, schnellt jedoch die Dateigröße sofort nach oben. Fügen Sie hochauflösende Bilder erst ganz am Ende ein, während der Finalisierung der Doktorarbeit.

. . . .

Abbildungslegenden

Für die Abbildungen von Doktorarbeiten, von Originalartikeln, Übersichtsarbeiten oder wissenschaftlichen Postern gibt es eine übereinstimmende Regel: Eine Abbildung muss mit Ihrer Legende selbsterklärend sein. Aus diesem Grund muss die Legende einer Abbildung alle Informationen bereitstellen, die der Leser braucht, um die Abbildung zu verstehen. Darüber hinaus muss klar werden, was die Abbildung konkret mitteilen möchte, wie das Ergebnis methodisch zustande kam und wie aussagekräftig die Daten sind.

Eine Abbildungslegende besteht daher aus folgenden Komponenten:

▸ **Nummer:** Die Legende beginnt immer mit der Abbildungsnummer. Beide Schreibweisen, „Abbildung 1" oder „Abb. 1", sind gebräuchlich. Manchmal wird eine Schreibweise in der Promotionsordnung vorgeschrieben. Das gilt übrigens auch für den Verweis auf eine Abbildung oder Tabelle im Text – auch hier können die Worte „Abbildung" und Tabelle" ausgeschrieben oder abgekürzt werden. Es muss in jedem Fall einheitlich sein. Übrigens genügt es, den Verweis einfach in Klammern zu setzen: „(Abb. 1)". „Siehe Abb.1", schreibt man im Text nicht.

▸ **Titel:** Abbildungen und auch Tabellen erhalten einen aussagekräftigen Titel. Ein solcher Titel verrät dem Leser, worum es in der Abbildung oder Tabelle geht. Daher nennt der Titel alle wichtigen Parameter eines Experimentes: Was wurde verabreicht, was wurde gemessen, welche Spezies oder Population wurde untersucht? „Effekt von Medikament XY auf den Blutdruck von Balb/c-Mäusen." Man kann im Titel auch bereits die Botschaft eines Experimentes mitteilen: „Medikament XY reduzierte den Blutdruck von Balb/c-Mäusen".

▸ **Methodischer Ansatz:** Dann beschreibt man in wenigen Worten die Versuchsanordnung oder das Studiendesign. „Der Blutdruck wurde nach Verabreichung des Medikaments XY (1,5 mg/ml) in 5-Minuten-Intervallen für 30 Minuten gemessen." Ohne eine solche Erklärung wären die Balken, Linien und Tortenstücke für den Leser eben nur Balken, Linien und Tortenstücke – und nicht die Ergebnisse eines Experimentes.

▸ **Erklärungen:** Dann folgen weitere Informationen, die der Leser unbedingt benötigt. So sollte er wissen, dass etwa die Balken eines Diagramms dem MITTELWERT (oder dem MEDIAN) von je fünf Versuchstieren entsprechen (n = 5) und die Fehlerbalken die STANDARDABWEICHUNG SD (oder den MITTLEREN FEHLER SEM) darstellen. Selbstverständlich muss er auch wissen, für welche Versuchsgruppen die Farben der Balken, Linien oder Tortenstücke stehen und wie signifikante Unterschiede gekennzeichnet wurden (z. B. * p < 0,05).

Abbildungslegenden werden unterhalb einer Abbildung platziert, meist in einer etwas kleineren Schriftgröße und mit einem etwas geringeren Zeilenabstand (Abb. 19).

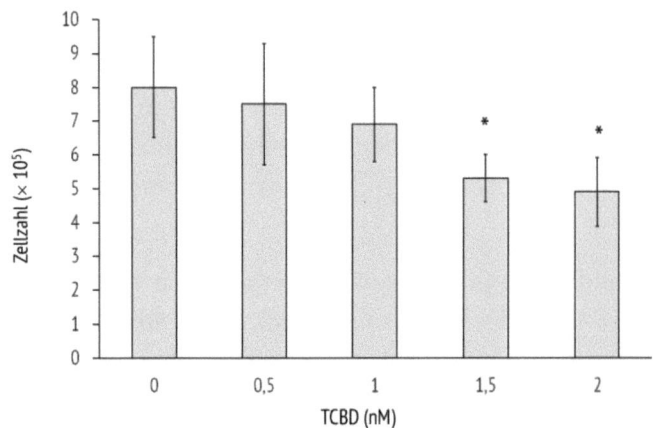

Nummer/Titel

Versuchsansatz

Erklärungen

Abbildung 5. Reduktion der HepG2-Zellproliferation durch Tetrachlordibenzodioxin (TCBD). HepG2-Zellen (1×10^5 pro Ansatz) wurden unter Standardbedingungen in Gegenwart steigender TCBD-Konzentrationen (0,5 – 2 nM) kultiviert. Nach drei Tagen wurde die Zahl adhärenter HepG2-Zellen bestimmt. Alle Werte sind Mittelwerte ± Standardabweichung von jeweils acht Versuchsansätzen (* $p < 0{,}001$ im Vergleich zu 0 nM TCBD).

Abbildung 19. Abbildung mit Legende. Die Abbildungslegende beginnt mit der Nummer der Abbildung und dem Titel. Dann folgen der methodische Ansatz sowie alle Erklärungen, die zum Verständnis nötig sind.

Optimieren Sie Ihre Tabellen

Auch Tabellen werden nummeriert, auch Tabellen tragen einen Titel. Im Gegensatz zu den Abbildungen stehen Nummer und Titel oberhalb der Tabelle. Weitere Informationen, die zum Verständnis notwendig sind, werden unterhalb der Tabelle als Fußnote präsentiert. Das können methodische Informationen

(z. B. „Mittelwert von 25 männlichen Patienten mit Diabetes mellitus Typ 2")
oder die Erklärungen der Abkürzungen und Symbole sein. Wie auch in den
Abbildungslegenden muss der Leser hier erfahren, ob es sich bei den genannten
Zahlen um Rohwerte oder zusammengefasste Daten handelt (Mittelwert, Median) und ob die genannten Abweichungen (Symbol: ±) den mittleren Fehler
oder die Standardabweichung darstellen.

Zeilen- und Spaltenbeschriftungen sollten aussagekräftig sein. Die Spalten mit
„Messzeitpunkt 1, 2 und 3" und die Zeilen mit „Versuchsgruppe 1, 2 und 3" zu
beschriften, wäre wenig aussagekräftig. Konkretisieren Sie die Messzeitpunkte
(z. B. „Tag 2, Tag 4, Tag 6") und zeigen Sie, wie sich die Versuchsgruppen unter-
schieden – vielleicht in der Dosis des verabreichten Medikamentes: 0 mg, 3 mg,
6 mg (Abb. 20).

Eine wissenschaftliche Tabelle hat drei horizontale Linien: über und unter der
Spaltenbeschriftung sowie am Ende der Tabelle (Abb. 20). Vertikale Linien werden nur gezogen, wenn es aus Gründen der Übersichtlichkeit notwendig ist.

Tabelle 9. Reduktion der Pulsfrequenz von Schafen durch Medikament XY.

Dosis (je n = 5)	Pulsfrequenz (/min)			
	Tag 0	Tag 2	Tag 4	Tag 6
0 mg	$71,4 \pm 2,9$	$70,9 \pm 7,8$	$72,1 \pm 8,3$	$71,9 \pm 7,1$
3 mg	$72,3 \pm 7,1$	$70,7 \pm 4,1$	$69,2 \pm 6,0$	$68,3 \pm 8,2$
6 mg	$71,9 \pm 8,4$	$69,1 \pm 5,2$	$67,7 \pm 1,2^{*}$	$66,1 \pm 2,3^{*}$

Alle Werte sind Mittelwerte ± Standardabweichung; $^{*}p < 0,05$.

Abbildung 20. Beispiel einer wissenschaftlichen Tabelle. Eine wissenschaftliche
Tabelle beginnt mit der Tabellennummer und dem Titel. Weitere Erklärungen stehen
als Fußnote unterhalb der Tabelle. In dem Standard-Layout hat die wissenschaftliche
Tabelle nur drei horizontale Linien.

. . . .

Praxis-Tipp: Was tun bei sehr umfangreichen Tabellen?

Je mehr Parameter und je mehr Versuchsgruppen untersucht wurden, desto schwieriger und unüber-
sichtlicher wird ihre Darstellung in einer einzigen Tabelle. Es gibt ein paar Tricks, die Ihnen helfen können, die Zahlenkolonnen in den Griff zu bekommen.

- Wissenschaftliche Einheiten können in der Spalten- oder Zeilenbeschriftung genannt werden und
  müssen nicht hinter jeder Zahl wiederholt werden. So kann man die Breite der Spalten reduzieren.
- Abweichungen (±) können, etwas verkleinert, unterhalb des dazugehörigen Wertes aufgeführt wer-
  den (in der gleichen Tabellenzelle). Auch so lässt sich die Spaltenbreite reduzieren.
- Reichen diese Maßnahmen nicht aus, kann die Tabelle auch gedreht werden – hochkant statt
  querformatig. Ändern Sie unter „Tabellentools" und „Layout" die Textrichtung.
- Alternativ kann man die Tabelle auch auf einer neuen Seite platzieren, für die man nach dem
  Einfügen eines Abschnittwechsels, die Ausrichtung „Querformat" wählt.
- Natürlich können sehr umfangreiche Tabellen auch in den Anhang ausgelagert werden.

. . . .

Der Verweis auf Abbildungen und Tabellen im Text

Der Verweis auf eine Abbildung oder Tabelle gehört immer direkt zu der entsprechenden Information. Im nächsten Beispiel bleibt völlig unklar, welcher
Befund zu welcher Abbildung oder Tabelle gehört:

Solche Proteinkomplexe wurden in E. coli Bakterien gefunden, die Wildtyp-Gene der QBB-Familie, das
Wildtyp pga-Protein oder die 2a-Mutante des pga-Proteins exprimierten (Abb. 2, Abb. 3, Tab. 2).

Der Leser wäre hier gezwungen, sich selbst zu erschließen, ob Abbildung 2 nur
die Befunde zur QBB-Familie oder aber die Daten aller Wildtyp-Varianten zeigt
und ob sich Abbildung 3 auf das Wildtyp pga-Protein und/oder die Mutante

bezieht. Und was zeigt eigentlich die Tabelle? Zu viele Möglichkeiten und Fragen – teilen Sie Ihrem Leser besser direkt mit, wo er nachsehen muss.

Solche Proteinkomplexe wurden in E. coli Bakterien gefunden, die Wildtyp-Gene der QBB-Familie (Abb. 2), das Wildtyp pga-Protein oder die 2a-Mutante des pga-Proteins exprimierten (Abb. 3). Die Charakteristika aller Proteinkomplexe sind in Tabelle 2 zusammengefasst.

Zitate, Quellen und das Literaturverzeichnis

Stressfaktor Zitieren

Haben Sie, als Sie dieses Buch zum ersten Mal in der Hand hielten, direkt im Inhaltsverzeichnis nach einem Kapitel zum Thema „Zitieren" gesucht? Dann sind offensichtlich die Themen „Zitieren" und „Literaturverzeichnis" auch für Sie wahre Stressfaktoren – unnötigerweise, denn das richtige Zitieren und das Erstellen eines formal korrekten Literaturverzeichnisses sind kein Hexenwerk. Für Ersteres gibt es ein paar Regeln, die man beachten muss. Für Letzteres gibt es die Literaturverwaltungssoftware. Also: keinen Stress, bitte.

Auf den folgenden Seiten befasst sich dieser Ratgeber mit folgenden Fragen: Was muss zitiert werden? Wo werden im Text die Quellenverweise platziert? Welche Angaben sind im Literaturverzeichnis notwendig?

Was muss zitiert werden?

Alle fremden und publizierten Erkenntnisse, Daten, Hypothesen, Empfehlungen, Definitionen etc. benötigen eine Quellenangabe – aus drei Gründen: Erstens ist es ein Gebot der Höflichkeit. Sie möchten ja auch nicht, dass jemand

Ihre Daten oder Ideen „klaut" und sie als seine eigenen ausgibt. Zweitens verhalten Sie sich auf diese Weise wissenschaftlich korrekt und müssen nicht fürchten, mit Plagiatsvorwürfen konfrontiert zu werden. Drittens bieten Sie Ihrem Leser die Möglichkeit, mithilfe der Originalquellen noch tiefer in die Materie einzusteigen.

Wenn Sie also einen Originalartikel zu Ihrem Thema lesen und auf Informationen stoßen, die Sie in Ihrer Arbeit verwenden möchten, dann drücken Sie den Sachverhalt mit eigenen Worten aus (PARAPHRASIEREN) und geben die entsprechende Quelle an. Etwas wörtlich zu zitieren (mithilfe von Anführungszeichen), ist in der Medizin selten. Ein wörtliches Zitat kann aber trotzdem sinnvoll sein, wenn etwa die *World Health Organization* (WHO) oder eine medizinische Fachgesellschaft eine Erkrankung besonders treffend definiert hat.

Wissenschaftliche Quellen müssen immer im Original zitiert werden. Es genügt nicht, einfach eine Übersichtsarbeit zu nennen, aus der ein bestimmter Sachverhalt hervorgeht. Vielmehr müssen Sie stets die Originalquelle heraussuchen und zitieren, in der dieser Sachverhalt erstmalig untersucht und beschrieben wurde. Lediglich bei sehr allgemeinen Aussagen („Medikament XY wird seit 15 Jahren zunehmend eingesetzt, um die Erkrankung zu behandeln.") können Sie auch einmal eine Übersichtsarbeit oder ein Lehrbuch zitieren.

Was aber muss nicht zitiert werden? Allgemeinwissen und medizinische Grundlagen, die Sie bereits in den ersten Semestern gelernt haben, müssen Sie nicht zitieren („Von den Gelenken des menschlichen Körpers besitzt das Schultergelenk die größte Beweglichkeit."). Spezifische Forschungsergebnisse dagegen schon: „Tumoröse Kalzinosen sind häufig an den Schultergelenken lokalisiert [7]."

Die Frage, ob es sich bei einer bestimmten Information um allgemeines medizinisches Grundlagenwissen oder aber spezifische Forschungsergebnisse handelt, muss Ihnen kein Kopfzerbrechen bereiten. Denn meist stellt sich die Frage nicht. Sie ist eher theoretischer Natur. Sollten Sie sich an der ein oder anderen

Stelle jedoch nicht sicher sein, geben Sie im Zweifelsfall die Quelle an, denn selbstverständlich kann man auch Lehrbücher zitieren.

Was kann nicht zitiert werden? Alle ausschließlich mündlich überlieferten und somit nicht-nachprüfbaren Informationen können nicht zitiert werden. In ein Literaturverzeichnis gehören nur publizierte Quellen. Wenn Sie also während eines Vortrages etwas Interessantes hören, das Sie für Ihre Arbeit verwenden möchten, sollten Sie zunächst recherchieren, ob diese Information veröffentlicht wurde. Möchten Sie in Ihrer Arbeit vermerken, dass Sie ein wichtiges, aber unpubliziertes Detail im Rahmen eines persönlichen Gespräches mit einem Gastwissenschaftler Ihres Instituts erfahren haben, dann können Sie einen entsprechenden Hinweis im Text in Klammern setzen (persönliche Mitteilung Prof. Müller).

Dürfen Internetquellen verwendet werden? Ja, solange sie nicht zusätzlich in gedruckter Form erhältlich sind (dann würde man die Print-Version zitieren). Natürlich sollten Sie nur glaubwürdige und wissenschaftliche Internetquellen zitieren. Das können vielleicht Veröffentlichungen des Bundesamtes für Statistik sein oder die aktuellen Empfehlungen oder Behandlungsleitlinien einer Fachgesellschaft, die noch nicht im Print-Format existieren. Wichtig sind beim Zitieren von Internetquellen zwei Dinge:

▶ Sie müssen exakt die Internetadresse angeben (URL), unter der die Information gefunden werden kann. Die übergeordnete Seite zum Beispiel einer Fachgesellschaft (Startseite) genügt nicht.

▶ Webseiten können verändert oder gelöscht werden. Aber wie könnten Sie dann nachweisen, dass Sie eine bestimmte Information tatsächlich auf der zitierten Webseite gesehen haben? Indem Sie nicht nur das Publikationsdatum angeben, sondern auch das Datum, an dem Sie die Webseite gelesen und zitiert haben („zitiert am 22. Februar 2019"). Manche Promotionsordnungen verlangen darüber hinaus, dass man sich die zitierte Webseite zusätzlich ausdruckt.

Wie verweise ich im Text auf eine Quelle?

Es gibt zwei prinzipiell verschiedene Zitierstile: das Name-Datum-System und das Nummernsystem.

▶ Beim Name-Datum-System werden im Text der Name des Erstautors sowie das Publikationsjahr genannt (Müller et al. 1995). Das Literaturverzeichnis wird dann alphabetisch sortiert.

▶ Beim Nummernsystem verweisen fortlaufende Nummern auf die entsprechenden Quellen [1]. Das Literaturverzeichnis listet die verwendeten Quellen in der Reihenfolge ihrer Nennung im Text auf.

Das Name-Datum-System ist in den Naturwissenschaften und in der Medizin nicht mehr gebräuchlich, da es im Text zu mitunter sehr umfangreichen Klammereinschüben führt, wenn etwa mehrere Quellen zu einem Sachverhalt aufgeführt werden (Müller et al. 1995, Schmidt & Werner 2003, Waldemar et al. 2009, Maier et al. 2011). Beim Nummernsystem sind die Quellenangaben dagegen unauffällig (7–11). Wenn Ihre Promotionsordnung Ihnen diesbezüglich keine Vorgaben macht, würde ich das Nummernsystem favorisieren.

Innerhalb dieses Nummernsystems gibt es wiederum verschiedene Zitierstile. Diese betreffen zum einen die Art, wie die Nummern im Text genannt werden, und zum anderen den Aufbau des Literaturverzeichnisses (siehe unten). Die Nummern können auf folgende Arten im Text genannt werden (Beachten Sie jedoch, dass Sie die Nummern nie per Hand in den Text einfügen, sondern stets die Funktion „Insert citation" Ihrer Literaturverwaltungssoftware benutzen.):

▶ Nummern werden je nach Zitierstil entweder in runden (5) oder eckigen Klammern [6] gesetzt. In diesen Fällen stehen sie vor den Satzzeichen (7).

▶ In manchen Zitierstilen werden Nummern hochgestellt – mit oder ohne Klammern.[7] In jedem Fall stehen sie dann nach dem Satzzeichen.[8]

Ein Zitierstil, mit dem Sie übrigens in jedem Fall richtig liegen, ist der sogenannte VANCOUVER-SIL (außer Ihre Promotionsordnung verlangt ausdrücklich einen anderen Stil). Auf Seite 103 finden Sie hierzu ein Beispiel.

Wo genau platziere ich den Verweis auf eine Quelle im Text?

Das ist eine wichtige Frage, denn hier werden die meisten Fehler gemacht. Der Verweis auf eine Quelle sollte immer direkt bei der Information stehen, zu der die Quelle gehört. Wird in einem Satz eine einzige Information wiedergegeben, genügt der Verweis am Satzende. Enthält ein Satz jedoch mehrere Details aus verschiedenen Quellen, muss man aufpassen. Im folgenden Satz ist unklar, worauf sich die Quellen 32 und 33 beziehen – die Quellenangabe am Satzende genügt hier also nicht:

Entsprechend aktueller Publikationen leiden 5,8 Millionen Menschen in den USA und 15 Millionen Menschen in Europa an einer Herzinsuffizienz [32, 33].

Nehmen Sie Ihrem Leser unnötige Arbeit ab und platzieren Sie die Quellenangabe an den richtigen Stellen:

Entsprechend aktueller Publikationen leiden 5,8 Millionen Menschen in den USA [32] und 15 Millionen Menschen in Europa [33] an einer Herzinsuffizienz.

Was ist aber zu tun, wenn sich alle Sätze eines Absatzes auf eine einzige Quelle beziehen – genügt dann die Quellenangabe am Ende des Absatzes? Nein, denn woher soll Ihr Leser wissen, ob sich die Quellenangabe auf den letzten Satz, auf die letzten Sätze oder alle Sätze des Absatzes bezieht? Hier gibt es zwei Möglichkeiten: Sie nennen die Quelle nach jedem einzelnen Satz oder Sie verfassen Ihren Absatz so, dass bereits aus dem Text hervorgeht, dass sich alle Sätze auf die gleiche Quelle beziehen.

Die Pathogenese wurde erstmalig in der Arbeit von Müller et al. beschrieben (14). Die Autoren zeigten dort, dass erste Krankheitsanzeichen bereits auf zellulärer Ebene ... Darüber hinaus fanden sie eine genetische Prädisposition in ... Zusammenfassend führte diese Publikation zu konkreten Therapie-empfehlungen, nämlich ...

Die Autoren, darüber hinaus, diese Publikation – diese Formulierungen machen deutlich, dass sich alle Informationen auf die gleiche Quelle (14) beziehen.

Übrigens: Werden Autoren, Studien oder Leitlinien namentlich erwähnt, sollte man die Quellenangabe direkt hinter den Namen setzen:

Smith et al. (3) fanden, dass ...
Die Laborergebnisse wurden von der TRIAL-Studie (4) aufgegriffen ...
Die aktuelle DGN-Leitlinie (5) empfiehlt ...

Das Literaturverzeichnis

Literaturverwaltungssoftware

Das Literaturverzeichnis einer medizinischen Doktorarbeit umfasst etwa 100 Quellen – mal etwas weniger, mal etwas mehr. Es erstreckt sich über mehrere Seiten Ihrer Doktorarbeit und wird von den Gutachtern meist akribisch kontrolliert. Trotz dieser Bedeutung kann ich mich an dieser Stelle eigentlich kurzfassen. Denn: Ihr Literaturverzeichnis erstellen Sie automatisiert mithilfe einer Literaturverwaltungssoftware. Sowohl der Stil der Zitierung im Text als auch die Gestaltung des Verzeichnisses sind dann einheitlich und korrekt.

Dennoch werde ich auf die wichtigsten Prinzipien der Gestaltung eines Literaturverzeichnisse eingehen. Denn so haben Sie die Möglichkeit, einen voreingestellten Zitierstil auszuwählen und ggf. Ihren individuellen Wünschen anzupassen. Und Sie können die Arbeit Ihrer Software kontrollieren. Wie man einen in der Software voreingestellten Zitierstil verändert oder gar einen vollständig neuen generiert, erfahren Sie zum Beispiel in einem der zahlreichen Internet-Tutorials.

Bestandteile einer Quellenangabe

Zu einem Fachartikel macht das Literaturverzeichnis folgende Angaben. Diese Angaben kann man direkt aus medizinischen Literaturdatenbanken wie PUBMED in die Datenbank seiner Software laden.

▸ Namen der Autoren (der Zitierstil legt fest, wie viele Autoren aufgeführt werden und wann mit „et al." abgekürzt wird)

▸ Publikationsdatum (Jahreszahl)

▸ Titel (des Artikels)

▸ Journal (der Zitierstil legt fest, ob der Name ausgeschrieben oder abgekürzt wird)

▸ Band- und Heftnummer (bei vielen Journalen gibt es eine Band- und eine Heftnummer, da die Bibliotheken mehrere Hefte zu einem Band zusammenfassen)

▸ Seitenzahlen (des vollständigen Artikels)

Die Angaben zu einem Buch kann man nicht immer aus einer Internet-Datenbank laden, sondern muss sie meist per Hand eingeben.

▸ Namen der Autoren

▸ Publikationsdatum (Jahreszahl)

▸ Buchtitel

▸ Auflage (verschiedene Auflagen von Lehrbüchern unterscheiden sich erheblich)

▸ Impressum (Name des Verlages und Sitz [Ort, Land] des Verlages)

▸ Seitenzahlen (auf die man sich bezieht)

Die einzelnen Kapitel von Fachbüchern werden oft von verschiedenen Autoren verfasst. Publiziert wird das gesamte Buch dann von einem oder mehreren Herausgebern:

▸ Name des Autors des Kapitels

▸ Publikationsdatum (Jahreszahl)

▸ Titel des Kapitels

▸ In: Namen der Herausgeber (den Namen wird oft „In: ...“ vorangestellt, um zu zeigen, dass hier ein separates Kapitel aus einem größeren Werk zitiert wird).

▸ Buchtitel

▸ Auflage

▸ Impressum

▸ Seitenzahlen (des Kapitels)

Für Internetquellen gibt es, wie gesagt, genaue Vorschriften. Informieren Sie sich hierzu in Ihrer Promotionsordnung. Folgende Angaben sind im Literaturverzeichnis notwendig:

▸ Namen der Autoren (im Zweifelsfall findet man im Impressum der Webseite den Seitenbetreiber)

▸ Publikationsjahr

▸ Datum der Zitierung (hier wird eine Formulierung wie „zitiert am“ vorangestellt; diese Formulierung kann man mithilfe der Software für alle Internetquellen einheitlich festlegen)

▸ Titel der Seite

▸ exakte Internetadresse (URL; hier kann man eine Formulierung wie „verfügbar unter“ voranstellen)

. . . .

Praxis-Tipp: Zitierstile im Vergleich

Im Folgenden finden Sie den Eintrag zu einer Quelle in Literaturverzeichnissen, die mithilfe voreingestellter Zitierstile erstellt wurden. Wie Sie sehen werden, unterscheiden sich diese Zitierstile in der Reihenfolge der Bestandteile (vor allem das Publikationsjahr), in der Verwendung von Satzzeichen und in der Formatierung der einzelnen Bestandteile (fett, kursiv, Anführungszeichen):

- *Zitierstil Vancouver*
  Elliott G, O'Hare P. 1997. Intercellular trafficking and protein delivery by a herpesvirus structural protein. Cell 88(2);223-33.
- *Zitierstil American Chemical Society*
  Elliott, G.; O'Hare, P. Intercellular trafficking and protein delivery by a herpesvirus structural protein. *Cell* 1997, 88 (2), 223-233.
- *Zitierstil Council of Biology Editors*
  Elliott G, O'Hare P. 1997. Intercellular trafficking and protein delivery by a herpesvirus structural protein. Cell 88(2):223-33.
- *Zitierstil Nature*
  G. Elliott and P. O'Hare, "Intercellular trafficking and protein delivery by a herpesvirus structural protein," Cell 88(2), 223 (1997).

. . . .

Was jetzt noch fehlt

Zusammenfassung

Bestandteile der Zusammenfassung

Die Zusammenfassung haben Sie bereits verfasst, als Sie zu Beginn Ihres Schreibprojektes das Konzept erstellt haben. Nun, am Ende der Schreibphase, sollten Sie Ihre Zusammenfassung optimieren. Gehen wir daher jetzt noch einmal die verschiedenen Abschnitte der Zusammenfassung durch:

Sie beginnen mit ein paar Sätzen zu Relevanz und Hintergrund Ihrer Arbeit. Hier erfährt der Leser, um welche Erkrankung oder welches medizinische Problem es geht, warum es von Bedeutung ist und was der konkrete Hintergrund Ihrer Doktorarbeit war. Sie müssen also die wichtigsten Aspekte Ihrer Einleitung in wenigen Sätzen darstellen. Beschränken Sie sich daher auf die Fakten, die unbedingt notwendig sind, um Inhalt und Bedeutung der später folgenden Ergebnisse zu verstehen. Da in diesem ersten Teil der Zusammenfassung etabliertes Wissen vermittelt wird, benutzen Sie hier die Zeitform der Gegenwart.

Nun folgt die Frage- oder Problemstellung bzw. die Zielsetzung Ihrer Doktorarbeit. Überprüfen Sie, ob jetzt, nachdem Sie Ihre Doktorarbeit geschrieben und sich noch einmal intensiv mit Ihren Daten auseinandergesetzt haben, die ursprünglich formulierte Fragestellung oder Zielsetzung noch gilt. Vielleicht finden Sie einen Weg, sie noch prägnanter und treffender zu formulieren. Sie benutzen hier je nach Thema die Gegenwart und/oder Vergangenheit: „Die Frage war, ob die XY-Signalkaskade durch den YZ-Wirkstoff gehemmt werden kann." „Ziel dieser Arbeit war zu untersuchen, ob die Impfung die Zahl der Neuinfektionen reduzieren konnte" (retrospektiv).

Anschließend möchte der Leser wissen, wie Sie die Frage beantworten wollten: Welchen methodischen Ansatz haben Sie gewählt? Hier werden Sie wahrscheinlich direkt den Text Ihres Konzeptes übernehmen können. Dieser Abschnitt wird in der Vergangenheitsform geschrieben – klar, die praktische Arbeit ist vorbei.

Es folgt der wichtigste Abschnitt der Zusammenfassung: die Ergebnisse. Zwar haben Sie auch diese bereits in Ihrem Konzept festgehalten, doch nun am Ende des Schreibprozesses können sich die Datenauswahl, die Reihenfolge der Ergebnisse und sogar einzelne Werte geändert haben – etwa, weil die statistische Auswertung wiederholt wurde. Versuchen Sie Werte zusammenzufassen, indem Sie hier Mittelwerte oder prozentuale Verteilungen oder Veränderungen nennen. Auch dieser Abschnitt wird in der Vergangenheitsform geschrieben.

Im letzten Teil der Zusammenfassung folgen Schlussfolgerung und Ausblick. Wie wurde die Frage beantwortet, welche wichtigsten Befunde ergaben sich? Ihre Schlussfolgerung erlangt nun mit der Veröffentlichung Ihrer Doktorarbeit Allgemeingültigkeit – sie wird daher meist in der Gegenwartsform geschrieben: „Der YZ-Wirkstoff kann die XY-Signalkaskade hemmen." Eine Ausnahme sind natürlich retrospektive Studien: „Mit Einführung der Impfung im Jahr 2001 konnte die Zahl der Infektionen reduziert werden." Anschließend können Sie eine Empfehlung aussprechen: „Es ist daher sinnvoll, die Impfrate durch entsprechende Impfkampagnen zu erhöhen."

Form der Zusammenfassung

Der Umfang der Zusammenfassung ist in den meisten Promotionsordnungen genau festgelegt und meist auf eine Druckseite beschränkt. Gelegentlich erlauben Promotionsordnungen für die Zusammenfassung einen geringeren Zeilenabstand, sodass Sie etwas mehr Text unterbringen können.

Sie werden im nächsten Arbeitsschritt, bei der Überarbeitung, ein paar einfache Tricks kennenlernen, um den Umfang Ihrer Texte zu reduzieren, ohne inhaltlich etwas ändern zu müssen. Dies sind zum größten Teil einfache stilistische Änderungen: Wenn Sie etwa anstelle einer Formulierung im sogenannten NOMINALSTIL (Hauptwortstil: „die Analyse erfolgte") eine einfache und natürliche Formulierung wählen (Verbalstil: „wurde analysiert") sparen Sie etwa 20 % der Worte ein. Ersetzen Sie dann noch die ein oder andere passive Formulierung durch die aktive Ausdrucksweise, reduzieren Sie den Umfang zusätzlich:

Durch die Behandlung wurde eine Reduktion des Blutdrucks erreicht. (9 Wörter)
Die Behandlung reduzierte den Blutdruck. (5 Wörter)

Abkürzungen sind auch in der Zusammenfassung erlaubt. Sie müssen jedoch eingeführt werden, ganz gleich, ob das im Haupttext Ihrer Doktorarbeit bereits geschehen ist oder nicht. Versuchen Sie die Zahl der Abkürzungen auf ein Minimum zu beschränken – nicht mehr als drei Abkürzungen sind wünschenswert.

Eine größere Anzahl ist dann aber gerechtfertigt, wenn Sie etwa mit verschiedenen chemischen Verbindungen oder Wirkstoffen gearbeitet haben, die sehr lange und schwer lesbare Namen haben: 2-Fluor-2-desoxy-D-glucose (FDG). Quellenangaben, Abbildungen und Tabellen sind in der Zusammenfassung nicht erlaubt.

Problemstellung

Manchmal erhält die Problemstellung ein eigenes Kapitel, manchmal ist sie ein Abschnitt innerhalb der Einleitung. In jedem Fall sollte auch Ihr Umfang ein bis zwei Seiten nicht übersteigen (als Richtwert gilt eine Seite). Wie bereits erwähnt (Seite 44) kann es sinnvoll sein, hier auch einen kurzen Absatz zum Hintergrund Ihrer Doktorarbeit zu formulieren. Sicherlich wiederholen Sie damit ein bis zwei Aspekte der Einleitung. Das macht aber nichts, da Sie gerade nach einer umfangreichen Einleitung Ihren Leser so wieder „auf Spur" bringen können.

Wenn Sie dann Ihre Fragestellung oder Zielsetzung formulieren bzw. einzelne Untersuchungen und Experimente ankündigen, wählen Sie die Vergangenheitsform („... sollte in der vorliegenden Arbeit untersucht werden, ob ..."). Nennen Sie Teilprojekte und Experimente in der Reihenfolge, in der Sie sie auch im Ergebnisteil behandelt haben, und vergessen Sie nicht zu erwähnen, mit welchem methodischen Ansatz Sie gearbeitet haben (molekularbiologische Methoden, Tierversuche, klinische Studie, retrospektive Analyse etc.).

Titelseiten

Nicht nur Text und Aufbau der ersten beiden Seiten einer Doktorarbeit sind exakt durch die Promotionsordnung geregelt, sondern auch Format und Layout. Fast alle Universitäten stellen daher TEMPLATES bzw. Formatvorlagen zur Verfügung, sodass Sie Ihre Daten nur noch eingeben müssen.

Die Titelseite nennt den Fachbereich, den Namen und den Ort Ihrer Universität sowie die Klinik oder das Institut, an der/dem Sie gearbeitet haben (zusätzlich: Name und Titel des Direktors bzw. der Direktorin). Dann kommt der Titel Ihrer Dissertation gefolgt von einem Standardtext (Dissertation zur Erlangung des Doktorgrades der Medizin etc.). Am Ende der Seite stehen schließlich Ihr Name, Ihr Geburtsort, der Ort der Publikation (meist Sitz der Universität) und das Erscheinungsjahr.

Überlegen Sie sich an dieser Stelle, ob Sie Ihrer Doktorarbeit einen aussagekräftigen und prägnanten Titel gegeben haben. Hierzu haben Sie folgende Möglichkeiten, je nachdem, ob Sie eine experimentelle oder deskriptive Studie durchgeführt haben:

Effekt von (Wirkstoff, Behandlung) **auf** (gemessene Parameter) **bei** (z. B. Population)
Beispiel: Effekt von Ambrisentan auf den Blutdruck von XY-Patienten

XY (analysierte Parameter) **bei** (Untersuchungsgegenstand, Spezies oder Population)
Beispiel: Axonaler Transport des Pseudorabiesvirus im Mausmodell

Daneben gibt es natürlich noch weitere Möglichkeiten einen Titel zu formulieren. Verzichten Sie jedoch in jedem Fall auf „Vorreiter" wie „Analyse von", „Untersuchung an" oder „Studie zur Evaluierung". Diese Formulierungen verlängern den Titel unnötigerweise. Denn der Leser weiß, dass es sich bei einer Doktorarbeit um eine Analyse, Untersuchung oder Studie handelt.

Die Rückseite der Titelseite bzw. die zweite Seite ist für formale Angaben zur Genehmigung der Doktorarbeit vorgesehen: Die Namen der Gutachter (Berichterstatter), des Dekans und der Tag der mündlichen Prüfung werden hier genannt. Auf die folgende dritte Seite kann man, wenn man das möchte, eine Widmung schreiben (die Widmung umfasst nur wenige Worte; man darf sie nicht mit der Danksagung am Ende der Doktorarbeit verwechseln).

Verzeichnisse

Erstellen Sie Inhaltsverzeichnis und Literaturverzeichnis ausschließlich mithilfe der entsprechenden Software-Lösungen. Lediglich die Verzeichnisse der Abkürzungen (alphabetisch sortiert), Abbildungen und Tabellen kann man auch händisch anlegen. Im Abbildungs- und Tabellenverzeichnis werden Nummer und Titel der Abbildung oder Tabelle mit der entsprechenden Seitenzahl genannt.

Danksagung

Die Danksagung ist keine Formalität, sondern ein sehr persönlicher Abschnitt. Beginnen Sie Ihre Danksagung, indem Sie Ihrer Doktormutter/Ihrem Doktorvater für die Überlassung des Themas und für die fachliche Betreuung danken. Danken Sie auch dem direkten Betreuer oder der Betreuerin „vor Ort", also im Labor oder in der Klinik. Vergessen Sie auch nicht Ihre Kollegen, die Ihnen mit Rat und Tat zur Seite standen. Danken Sie selbstverständlich auch den medizinisch-technischen Assistenten, die Ihnen durch die ein oder andere verzwickte Analyse geholfen haben. Auch das familiäre Umfeld, Eltern, Geschwister und Partner, verdienen es, hier erwähnt zu werden. Denn ohne den Rückhalt im Privaten hätten Sie es kaum durch die schwierigen Zeiten der Doktorarbeit geschafft.

Lebenslauf

Den Lebenslauf, sofern verlangt, erstellen Sie nach den üblichen Standards, wobei sein Schwerpunkt natürlich auf Ihrer Ausbildung liegt.

Kurzanleitung

[1] Bevor Sie beginnen, einen Abschnitt Ihrer Doktorarbeit zu verfassen – planen Sie die Absätze: Formulieren Sie einen Übersichtssatz, sammeln Sie Informationen und überlegen Sie sich geeignete Satzanfänge.

[2] Schreiben Sie Absätze möglichst am Stück. Gönnen Sie wichtigen Informationen separate Hauptsätze.

[3] Verwenden Sie Fachbegriffe, aber vermeiden Sie Fremdwörter. Seien Sie so präzise wie möglich.

[4] Beachten Sie die Regeln zur Schreibweise von Zahlen und zur Verwendung von Abkürzungen. Notieren Sie sich alle eingeführten Abkürzungen in einer Tabelle, um später leicht ein Abkürzungsverzeichnis erstellen zu können.

[5] Optimieren Sie Abbildungen und Tabellen und ergänzen Sie die dazugehörigen Legenden. Ergänzen Sie im Manuskript die entsprechenden Verweise.

[6] Platzieren Sie Quellenangaben immer zu den Informationen, zu denen sie gehören. Benutzen Sie hierfür unbedingt Ihre Literaturverzeichnissoftware.

[7] Wählen Sie einen geeigneten Zitierstil aus und lassen Sie durch die Software ein Literaturverzeichnis erstellen.

[8] Schreiben Sie eine prägnante Zusammenfassung und Problemstellung. Ergänzen Sie die Titelseiten nach den Vorgaben Ihrer Universität.

[9] Erstellen Sie alle Verzeichnisse. Formulieren Sie eine nette Danksagung und ergänzen Sie Ihren Lebenslauf.

Die Überarbeitung

Nun haben Sie Ihre Doktorarbeit vollständig geschrieben und somit den gesamten Weg von der Einleitung bis zur Diskussion zurückgelegt. Um Ihren Text zu überarbeiten und zu optimieren, blicken Sie nun auf diesen Weg zurück: Wo war er ein wenig holprig, wo zu steil? Versuchen Sie dabei, Ihren Text durch die Augen Ihres Lesers zu betrachten, der diesem Weg folgen können muss, ohne ihn vorher zu kennen. In den folgenden Abschnitten erfahren Sie daher, wie Sie Verständlichkeit und Stil Ihrer Doktorarbeit verbessern können. Am Ende folgt dann die formale Schlusskorrektur.

Vier Dimensionen der Verständlichkeit

Optimierung der Verständlichkeit

Die Autoren Langer, Schulz von Thun und Tausch beschrieben bereits 1974 in ihrem Buch „Verständlichkeit in Schule, Verwaltung, Politik und Wissenschaft" (München, Basel: Ernst Reinhardt) das sogenannte HAMBURGER VERSTÄNDLICHKEITSMODELL. Das Hamburger Verständlichkeitsmodell umfasst vier Dimensionen: Einfachheit, Struktur, Kürze und Stimulation.

Diese Dimensionen werden Ihnen helfen, die Verständlichkeit Ihrer Doktorarbeit systematisch zu bewerten und gezielt zu verbessern. Die folgende Abbildung 21 zeigt Ihnen zusätzlich die Aspekte, die bei einer medizinischen Doktorarbeit besonders wichtig sind.

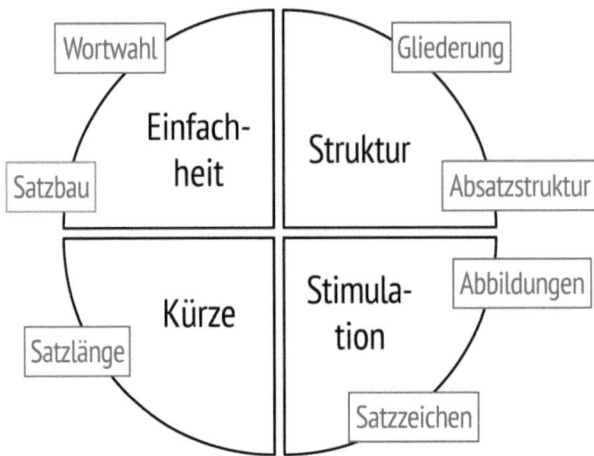

Abbildung 21. Hamburger Verständlichkeitsmodell nach Langer, Schulz von Thun und Tausch (München, Basel: Ernst Reinhardt, 1974). Das Verständlichkeitsmodel wurde um die Aspekte ergänzt, die gerade bei der Überarbeitung einer Doktorarbeit besonders wichtig sind (grau).

Einfachheit

Was für die Wortwahl gilt (Seite 82), gilt auch für den gesamten Text: Einen wissenschaftlichen Inhalt mit all seinen Fachbegriffen, Messergebnissen und statistischen Analysen zu verstehen, ist schwer und erfordert beim Lesen höchste Konzentration. Sprache und Stil sollten daher einfach und leicht sein, um die Konzentrationsfähigkeit Ihrer Leser nicht unnötig auf die Probe zu stellen. Berücksichtigen Sie daher die folgenden Aspekte der Einfachheit:

▶ Ist die Satzkonstruktion einfach? Achten Sie auf Sätze mit mehr als einem Komma, da dort ein Nebensatz in der Mitte des Hauptsatzes platziert wurde.

▶ Sind Ihre Worte leicht? In Anbetracht der vielen Fachbegriffe sollte Ihr Text auf unnötige Fremdwörter und Synonyme verzichten.

▸ Haben Sie Abkürzungen sinnvoll eingesetzt? Gezielt eingesetzt erhöhen sie den Lesefluss. Ein Übermaß erzeugt jedoch oft ein Kauderwelsch.

▸ Kann man den Quellenangaben bestimmte Informationen zuordnen? Wenn mehrere Quellen am Satzende stehen, ist oft nicht klar, wo sie hingehören.

▸ Sind die Tabellen klar und übersichtlich?

Struktur

Werden die Informationen der Einleitung oder die Befunde des Ergebnisteils nicht in einer didaktisch-sinnvollen Reihenfolge präsentiert, wird der Leser nicht viel mit ihnen anfangen können. Kontrollieren Sie daher die Reihenfolge der Abschnitte, Absätze und Sätze:

▸ Kontrollieren Sie im Inhaltsverzeichnis alle Überschriften – folgen die Abschnitte jedes Kapitels einem roten Faden?

▸ Um die Reihenfolge der Absätze zu kontrollieren, konzentrieren Sie sich auf die Übersichtssätze am Anfang der Absätze.

▸ Haben die Absätze eine innere Struktur? Beginnen sie mit einem Übersichtssatz? Stellen die Satzanfänge die richtigen Zusammenhänge her?

Kürze

Dieses Kriterium betrifft die Satzlänge. Monstersätze sind Verständlichkeitskiller. Nutzen Sie daher folgende Möglichkeiten, Satzmonster zu identifizieren bzw. zu vermeiden:

▸ Es gibt Rechtschreibkorrekturprogramme, die zu lange Sätze aufspüren können. So können Sie im Einzelfall entscheiden, ob ein Satz zu lang ist.

▸ Halten Sie sich an die Grundregel: Jede wichtige Information verdient einen eigenen Satz. Läuft ein Satz über mehr als drei Zeilen, ist er meist zu lang.

▸ Eliminieren Sie Überflüssiges, das nichts zum Inhalt beiträgt. Manchmal muss man sich auch von einem vollständigen Satz trennen.

Stimulation

Es gibt Mittel und Wege, den Leser wachzurütteln – indem man seine Aufmerksamkeit stimuliert. Das erreichen Sie durch diese Maßnahmen:

▸ Der springende Punkt von Abbildungen und Tabellen sollte dem Leser sofort ins Auge fallen. Ein guter Abbildungs- oder Tabellentitel kann dabei helfen.

▸ Verwenden Sie im Text nicht nur Punkt und Komma. Hier und da ein Doppelpunkt oder Gedankenstrich – das lockert Ihren Text auf. Frage- oder Ausrufezeichen sind jedoch nicht angebracht.

. . . .

Praxis-Tipp: Meiden Sie Verständlichkeitskiller

Bereits die Schreibratgeber des frühen zwanzigsten Jahrhunderts warnten vor ‚Verständlichkeitskillern‘. Und dennoch leiden auch heute noch viele medizinische Texte an Verständnisproblemen. Durchforsten Sie daher Ihre Doktorarbeit gezielt nach diesen Verständlichkeitskillern:

▪ **Verständlichkeitskiller Nr. 1:** Satzlänge und Schachtelsätze (Seite 77). Ein Satz, der länger als 40 Worte ist, wird nicht mehr problemlos verstanden.

▪ **Verständlichkeitskiller Nr. 2:** Wortwahl. Es gibt Worte, die *per se* ungenau sind und so die Verständlichkeit beeinträchtigen. Das können Begriffe wie ‚Effekt‘ oder ‚Veränderung‘ sein, da sie sowohl positiv (Anstieg) als auch negativ (Abnahme) interpretiert werden können. Auch bei ungenauen Zahlenworten (viele, wenige, stark, schwach etc.) sollte man sich fragen, ob es nicht präziser geht.

- **Verständlichkeitskiller Nr. 3:** unklare Bezüge. Demonstrativpronomen (,diese') oder Verknüpfungen (,entsprechend') sollen einen Bezug zu etwas Vorausgegangenen herstellen. Stellen Sie sicher, dass dieser Bezug stets eindeutig ist, denn sonst können leicht Missverständnisse auftreten.

· ·

Stilfragen

Übermäßiges Passiv

Das Problem mit dem Passiv

Jeder Schreibratgeber und jedes Schreibtraining behandelt das Thema „Passiv". Meist wird einfach eine Regel wie „öfters mal aktiv schreiben" formuliert. Doch das ist mir etwas zu banal. Denn etwas mehr gibt es schon zu sagen zum Thema „Passiv".

Es gibt nämlich drei handfeste Gründe, warum man mit dem Passiv etwas vorsichtig sein sollte. Der erste Grund: Wer passiv formuliert, muss den „Täter" nicht nennen („die Bank wurde überfallen"). Wenn es keine Rolle spielt, wer etwas getan oder gesagt hat, ist das Passiv in Ordnung („wurde in verschiedenen Studien gezeigt"). Wenn es jedoch wichtig ist, sollte man ins Aktiv wechseln: „Die aktuellen Leitlinien der Fachgesellschaft XY [34] empfehlen eine Konzentration von 5 mg/ml." Der zweite Grund: Wenn wir uns unterhalten, formulieren wir natürlicherweise fast nur aktive Sätze. Daher empfinden wir Fachtexte, in denen oft mehr als 70 % der Sätze im Passiv stehen, als unnatürlich und abstrakt. Darunter leidet die Aufmerksamkeit – die

Texte werden dann nicht mehr so leicht verstanden. Und der dritte Grund: Das Passiv benötigt mehr Worte. Wer also einen knackigen und prägnanten Text schreiben möchte, sollte öfters einmal ins Aktiv wechseln.

Sollte man das Passiv daher grundsätzlich vermeiden? Nein. Die Überschrift dieses Abschnittes verrät es bereits: Nicht das Passiv an sich ist das Problem, sondern nur sein übermäßiger Gebrauch: Die Dosis macht das Gift. Es geht also um ein ausgewogenes Aktiv-zu-Passiv-Verhältnis. Die folgenden Regeln werden Ihnen helfen, dieses zu erreichen.

Wann Sie aktiv werden sollten und wann Passivität in Ordnung ist

Wann ist das Passiv in Ordnung? Zum Beispiel im Abschnitt Material und Methoden. Dort hat man keine andere Wahl, da es in deutschsprachigen Doktorarbeiten ein „Ich-Verbot" gibt (außer in der eidesstattlichen Versicherung und der Danksagung). Statt „ich zentrifugierte die Proben" schreibt man also „die Proben wurden zentrifugiert".

Wann ist es noch in Ordnung, passiv zu bleiben?

Bei allgemeinen Aussagen: „das Medikament XY wird zunehmend eingesetzt, um ..."
Wenn verschiedene Quellen eine Aussage belegen: „es wurde herausgefunden [2–5]"
Bei der Schilderung von Standardverfahren: „... wurde nach dem üblichen Protokoll [6] behandelt"
Bei unspezifischen Informationen: „Ein Proteinabbau kann generell beobachtet werden bei ..."

Wann aber sollte man in das Aktiv wechseln?

Bei spezifischen Aussagen: „Die EXIST-Studie [7] untersuchte Medikament XY ..."
Bei spezifischen Quellen: „Müller et al. [8] zeigten, dass ..."
Bei besonderen Verfahren: „Im Gegensatz zum Standardverfahren verwendet die neue Methode ... [9]"
Bei spezifischen Informationen: „Das Enzym XY spaltet Aminobindungen zwischen Serin und ..."

Zusammengefasst sollten Sie immer dann in das Aktiv wechseln, wenn Sie spezifische oder besondere Information vermitteln möchten. Wenn Sie diese einfache Regel berücksichtigen, werden Sie automatisch ein ausgewogenes Aktiv-Passiv-Verhältnis erreichen.

Übermäßiger Nominalstil

NOMINALSTIL bedeutet, dass eine Tätigkeit oder ein Vorgang durch ein Hauptwort ausgedrückt wird („es erfolgte die Einschulung des Kindes") – und nicht durch ein Verb („das Kind wurde eingeschult"). Eine solche Ausdrucksweise empfinden wir als unnatürlich, da wir für Tätigkeiten normalerweise Verben benutzen.

Der übermäßige Nominalstil ist der Schreibstil der Behörden, Beamten und Juristen – er klingt etwas knöchern und abstrakt. In der Wissenschaft hat er sich vor vielen Jahrzehnten breitgemacht, als man sich durch die abstrakte und trockene Ausdrucksweise des Nominalstils von der Alltagssprache abgrenzen wollte. Heute geht die Entwicklung wieder in die andere Richtung, hin zu einer natürlichen Ausdrucksweise. Denn die kann der Leser leichter aufnehmen und besser verstehen:

Nominalstil: „Die Erweiterung der Leitlinie vom 30. März 2017 sieht für den Fall einer Diagnose-verzögerung die Möglichkeit eines späteren Behandlungsbeginns vor."
Natürliche Ausdrucksweise: „Die Leitlinie wurde zum 30. März 2017 erweitert. Demnach kann eine Behandlung später beginnen, wenn sich die Diagnose verzögert."

Aber nicht nur solche stilistischen, sondern auch ganz praktische Gründe sprechen gegen den Nominalstil: Er benötigt mehr Worte als die natürliche Ausdrucksweise. Wer prägnante Texte „auf den Punkt" schreiben möchte, sollte daher auf den Nominalstil verzichten:

zur Anwendung bringen (3 Wörter) → anwenden (1 Wort)

einer Analyse unterziehen (3 Wörter) → analysieren (1 Wort)

eine 3-fache Anreicherung erzielen (4 Wörter) → 3-fach anreichern (2 Wörter)

Was aber für das Passiv gilt, gilt auch für den Nominalstil: Nur das Übermaß ist eine Stilsünde und sollte vermieden werden. Etwa ein bis drei nominale Formulierungen in einem Absatz sind in Ordnung – eine bis drei nominale Formulierungen in jedem Satz dagegen nicht mehr.

. . . .

Praxis-Tipp: Nominalstil schnell und zuverlässig identifizieren

Der Nominalstil kann mithilfe der Suchfunktion des Textverarbeitungsprogramms leicht aufgespürt werden: Suchen Sie einfach nach den Endungen -ung und -ion und/oder nach den Nominalstil-typischen Hilfsverben (verursachen, vermitteln, durchführen, zeigen, erfolgen, auftreten).

- Wird aus einem Verb ein Hauptwort gemacht, wird oft die Endung –ung oder –ion angehängt: Fällung, Präzipitation, Anreicherung, Erhöhung ... (oft, aber nicht immer: Analyse, Anstieg bzw. Ansteigen, Ausschluss).
- Da ein vollständiger Satz immer ein Verb benötigt, verwendet auch der Nominalstil Verben. Nur sind es eben sehr wenige – und dazu immer die gleichen: „verursachte eine Minderung" (→verminderte), „vermittelte die Reduktion" (→reduzierte), „führten eine Untersuchung durch" (→untersuchten), „verursachte einen Anstieg" (→erhöhte), „zeigte eine Besserung" (→verbesserte sich), „Vorstellung erfolgte am" (→stellte sich vor).

Wenn Sie an bestimmten Stellen Ihres Textes ein Übermaß an Nominalstil gefunden haben, formulieren Sie einfach einige der Sätze um. Sie werden sehen: Ihr Text liest sich sofort viel flüssiger.

. . . .

Schlusskorrektur

Definierte Korrekturschritte

Ich habe den Schreibprozess in Phasen gegliedert, damit man sich in jeder Schreibphase auf bestimmte Aspekte konzentrieren kann. Bei der Schlusskorrektur verhält es sich ähnlich: Seine Doktorarbeit einfach mehrmals vom Anfang bis zum Ende durchzulesen, um bei jedem Durchlauf einzelne Fehler zu korrigieren, ist kein guter Ansatz. Denn dann wird man schließlich einen Text in Händen halten, dessen Anfang fehlerfrei und stilistisch ausgefeilt ist, dessen Ende jedoch vor Fehler strotzt und holprig klingt. Die Aufmerksamkeit lässt eben nach den ersten Seiten drastisch nach. Daher habe ich auch die Korrektur in Phasen unterteilt, um gezielt Fehler aufspüren und Stilprobleme identifizieren zu können (Abb. 22).

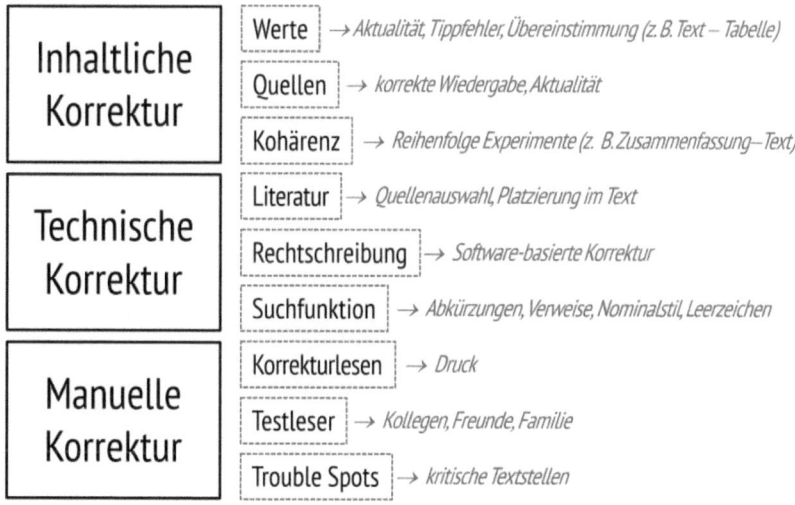

Abbildung 22. Die Phasen der Schlusskorrektur. Die einzelnen Arbeitsschritte werden in den folgenden Abschnitten behandelt.

Inhaltliche Korrektur

Wurde der wissenschaftliche Inhalt präzise und korrekt dargestellt? Stimmen die Zahlen und Daten? Bei der inhaltlichen Korrektur kommen Sie um einen Leseschritt nicht herum. Dabei sollten Sie jedes Kapitel separat betrachten:

▸ **Einleitung:** Wurde der Inhalt der zitierten Quellen korrekt wiedergegeben? Ein häufiger Fehler ist die Überhöhung wissenschaftlicher Aussagen. Angenommen in einem zitierten Artikel steht „we therefore hypothesized that cyclin D might be involved …", dann wäre es natürlich schlichtweg falsch, zu schreiben „wurde gezeigt, dass Zyklin D beteiligt ist".

▸ **Problemstellung:** Achten Sie darauf, dass die Reihenfolge der genannten Teilfragen auch der Reihenfolge der Experimente im Ergebnisteil bzw. in der Zusammenfassung entspricht.

▸ **Methoden:** Prüfen Sie die Plausibilität aller genannten Werte. Eine Zentrifugation bei 50 rpm ist genauso unwahrscheinlich wie 50 % CO_2 im Zellkulturschrank. Solche Tippfehler lassen Ihre Doktorarbeit unseriös erscheinen, da sich der Leser zurecht fragen muss, ob er Ihren Zahlen grundsätzlich noch trauen kann.

▸ **Ergebnisse:** Zahlen und Werte können sich während des Entstehungsprozesses einer Doktorarbeit ändern – wenn etwa neue Daten hinzukamen oder die statistische Auswertung wiederholt wurde. Hier gilt es, akribisch vorzugehen. Alle Zahlen im Text müssen geprüft, gegebenenfalls korrigiert und mit denen der Abbildungen und Tabellen abgeglichen werden. Auch muss man sicherstellen, dass die Zahlen und Werte der Zusammenfassung mit denen des Ergebnisteils übereinstimmen.

▸ **Diskussion:** Wiederholen Sie die Literaturrecherche, die Sie zu Beginn Ihrer Arbeit durchgeführt haben. Denn es wäre peinlich, wenn Sie in Ihrer Diskussion schreiben, ein bestimmter Sachverhalt wäre noch unbewiesen, wenn ein NATURE-PAPER genau dieses im vergangenen Monat getan hat.

▶ **Zusammenfassung**: Der Abgleich aller methodischen und experimentellen Details, aller Daten und Schlussfolgerungen ist ein Muss. Eine Diskrepanz zwischen der Zusammenfassung und dem Rest der Doktorarbeit darf nicht auftreten.

Technische Korrektur

Nutzen Sie alle Hilfsmittel, die Sie zur Verfügung haben. Auf diese Weise lassen sich zahlreiche Fehler zuverlässig beseitigen. Beginnen Sie mit Ihrer Literaturverwaltungssoftware. Alle Programme, die ich kenne, bieten die Möglichkeit, die Quellenverweise im Text der Reihe nach durchzuklicken. Meist öffnet sich jeweils ein kleines Info-Fenster, das zumindest Autor, Jahreszahl und Titel der markierten Quelle anzeigt. So können Sie rasch bewerten, ob die Quellenangabe dem Sachverhalt entspricht und ob Sie sie an der richtigen Stelle platziert haben.

Dann folgt die softwarebasierte Rechtschreibkorrektur. Prüfen Sie Rechtschreibung, Grammatik, Zeichensetzung und Satzlänge. Die Software ersetzt zwar nicht das manuelle Korrekturlesen am Schluss, ist aber ein wichtiger erster Schritt. Ein Tipp: Ich habe die Erfahrung gemacht, dass sich Rechtschreibkorrektur- und Literaturverwaltungssoftware nicht immer gut vertragen. Das heißt: Enthält ein Text sehr viele Quellen, kann während eines Korrekturlaufs das Textverarbeitungsprogramm abstürzen. Die bis dahin durchgeführten Korrekturen wären dann verloren. Daher: Immer mal zwischenspeichern.

Nutzen Sie auch die Suchfunktion der Textverarbeitung: Das ist ein wichtiges Werkzeug, denn es ermöglicht Ihnen, wichtige „Formalitäten" zu überprüfen:

▶ **Abkürzungen**: Suchen Sie nach dem Wort, das Sie abgekürzt haben, und Sie können überprüfen, ob eine Abkürzung bereits bei der ersten Verwendung des Begriffs eingeführt und dann durchgängig verwendet wurde.

▸ **Einheitlichkeit:** Es gibt zahllose Varianten, wie man etwa den Begriff „in-vitro" schreiben kann: in vitro, *in vitro*, in-vitro, *in-vitro*, In Vitro, *In Vitro*, In-Vitro etc. Das bedeutet: Sie habe die Wahl – aber es muss einheitlich sein.

▸ **Verweise** auf Abbildungen und Tabellen: Suchen Sie nach den Worten „Abbildung" und „Tabelle" sowie nach den entsprechenden Abkürzungen. Überprüfen Sie, ob Sie im Text auch auf die richtige Abbildung oder Tabelle verwiesen haben. Wenn Sie Abbildungen ergänzt oder entfernt haben, ändert sich natürlich die Nummerierung – manchmal vergisst man, die Nummerierung im Text zu verbessern.

▸ **Nominalstil:** Auf Seite 118 habe ich beschrieben, wie Sie mithilfe der Such-funktion dieses Stilproblem schnell und einfach beheben können.

▸ **Falsche Leerzeichen:** Suchen Sie nach doppelten Leerzeichen, denn sie können leicht zu hässlichen Lücken im Text führen. Suchen Sie außerdem nach falschen Leerzeichen. Vor Satzzeichen sowie nach einer öffnenden Klammer (bzw. vor der schließenden Klammer) dürfen keine Leerzeichen stehen.

▸ **Falsche Absatzmarken:** Der optische Abstand zwischen den Absätzen wird mithilfe der Funktion „Absatz" und „Abstand vor" bzw. „nach" festgelegt. In keinem Fall sollte man zwischen den Absätzen Leerzeilen durch zweimaliges Drücken der RETURN-TASTE einfügen. Denn solche falschen Leerzeilen stören das gesamte Erscheinungsbild der Doktorarbeit gewaltig.

Manuelles Korrekturlesen

Eine Rechtschreibkorrektursoftware arbeitet meist gut und zuverlässig – aber nicht immer. Auf das manuelle Korrekturlesen dürfen Sie also nicht verzichten. Da Sie aber nun schon seit Wochen und Monaten an Ihrem Text arbeiten, haben Sie ein Problem: Das Schriftbild, jeder Absatz, jeder Satz und beinahe jedes Wort sind Ihnen mittlerweile so vertaut, dass Sie Ihren Text nicht mehr unvoreingenommen lesen können. Man kann es sich noch so sehr vornehmen –

bereits nach wenigen Zeilen fängt man an, seinen Text nur noch zu überfliegen. So entdeckt man natürlich keine Fehler.

Was also ist zu tun? Freunde und Kollegen sind als Testleser natürlich stets willkommen. Aber manchmal ist es schwer einzuschätzen, ob jemand mit orthografischen Regeln und wissenschaftlichen Gepflogenheiten wirklich vertraut ist. Zusätzlich zu Ihren Testlesern müssen Sie also auch selbst Ihren Text korrekturlesen. Es gibt einige Tricks, die helfen, den eigenen Text wieder unvoreingenommen betrachten zu können:

▶ **Format:** Speichern Sie Ihre Doktorarbeit in einer neuen Datei und ändern Sie das Schriftbild vollständig (Schrifttyp, Ausrichtung des Textes, Schriftgröße und Zeilenabstand). Der Zeilen- und Seitenumbruch verschiebt sich, alles sieht irgendwie anders aus – das kann bereits helfen.

▶ **Drucken:** Die Arbeit am Bildschirm verführt dazu, einen Text schnell zu lesen und lediglich zu überfliegen. Drucken Sie Ihre Arbeit aus. Mit einem Bleistift in der Hand lesen Sie sich dann Ihr Werk durch und haken jedes gelesene Wort ab – so zwingen Sie sich, wirklich jedes einzelne Wort genau zu betrachten.

▶ **Laut:** Lesen Sie sich Ihren Text laut vor. Bei Stellen, an denen Sie ins Stocken geraten, sollten Sie genau hinsehen, denn dort befinden sich meist grammatikalische Fehler.

▶ **Rückwärts:** Das ist die „Hardcore"-Variante, denn sie ist etwas aufwendig. Lesen Sie Ihren Text Wort für Wort von rechts nach links. Orthografische Fehler fallen Ihnen dann sofort auf, Grammatikfehler jedoch nicht.

▶ **Umgebung:** Wechseln Sie zum Kontrolllesen die Umgebung. Setzen Sie sich zum Beispiel in die Küche oder in ein Café. Manchmal sorgt das für einen anderen Blickwinkel, der es erlaubt, weitere Fehler zu entdecken.

▶ **Zeit:** Nach fünf Seiten lässt die Aufmerksamkeit bereits deutlich nach. Legen Sie also Pausen ein und muten Sie sich keinesfalls mehr als 30 Seiten pro Tag zu. Wenn Sie während eines Korrekturschrittes viele Fehler entdecken (mehr als drei Fehler pro Seite), sollten Sie den gesamten Korrekturlauf mindestens einmal wiederholen.

. . . .

Praxis-Tipp: Achten Sie auf kritische Stellen – ‚Trouble Spots‘

Es gibt Stellen im Text, die besonders kritisch sind, was die Rechtschreibung betrifft – nicht etwa, weil an diesen Stellen Fehler besonders häufig auftreten. Nein, an diesen Stellen wären Rechtschreibfehler nur besonders peinlich:

- Titel und Titelseiten
- alle Überschriften
- alle Abbildungslegenden
- alle Tabellentitel, Spalten- und Zeilenbeschriftungen
- Zusammenfassung
- Problemstellung
- Bezeichnungen von Medikamenten und Wirkstoffen
- alle Namen (Danksagung!)

. . . .

Nun haben Sie alle sinnvollen Überarbeitungsschritte kennengelernt – von der Optimierung der Verständlichkeit über die Bearbeitung stilistischer Aspekte bis hin zur Schlusskorrektur. Wenn Sie systematisch arbeiten und alle technischen Hilfsmittel nutzen, kommen Sie mit zwei bis drei vollständigen Leseschritten aus. Jedoch sollten Sie sich in jedem Fall für diese Überarbeitungsschritte ausreichend Zeit nehmen.

Kurzanleitung

[1] Überprüfen Sie die Verständlichkeit Ihres Textes: Kontrollieren Sie die Einfachheit der Worte (abgesehen von den Fachbegriffen), die Kürze der Sätze sowie Struktur und Aufbau aller Textelemente.

[2] Überlegen Sie, wie Sie die Aufmerksamkeit des Lesers zusätzlich stimulieren können (Abbildungen, Tabellen, Satzzeichen).

[3] Identifizieren Sie Stellen im Text, an denen die Stilprobleme Nominalstil und Passiv gehäuft auftreten. Formulieren Sie die entsprechenden Sätze neu.

[4] Überprüfen Sie den Inhalt – alle Werte, alle Verweise auf Quellen, Abbildungen und Tabellen.

[5] Nutzen Sie alle technischen Hilfsmittel. Hierzu gehören Rechtschreibkorrekturprogramme, die Suchfunktion sowie die Literaturverwaltungssoftware.

[6] Manuelles Korrekturlesen: Drucken Sie sich Ihre Arbeit aus und kontrollieren Sie Ihr Manuskript Wort für Wort.

[7] Kontrollieren Sie zusätzlich alle Stellen, an denen Schreibfehler sofort auffallen würden: Titel, Überschriften, Legenden, Zusammenfassung, Problemstellung.

Layout

Nachdem Ihr Text nun stilistisch einwandfrei und ohne Fehler ist, folgt nun der optische Feinschliff: das LAYOUT Ihrer Doktorarbeit. Denn auch das äußere Erscheinungsbild einer Doktorarbeit beeinflusst das Urteil des Lesers. Sicher, der wissenschaftliche Inhalt ist wichtiger als ein makelloses Layout. Aber die optische Gestaltung eines Textes, der klare Aufbau der Druckseiten, die einheitlichen Abstände zwischen den Absätzen und die großzügigen Flächen um die Abbildungen und Tabellen – all diese Faktoren fördern die Kommunikation mit Ihrem Leser. Auch wenn Sie sich jetzt im Endspurt befinden, sollten Sie an dieser Stelle noch einmal tief durchatmen, sich Zeit nehmen und Ihrer Doktorarbeit die Form geben, die sie verdient.

Schriftbild

Sehen Sie noch einmal in Ihre Promotionsordnung. Werden dort Schrifttyp, Schriftgröße und Zeilenabstand vorgeschrieben? Wenn ja, halten Sie sich natürlich daran. Wenn nein, dann lesen Sie weiter.

Es gibt zwei grundlegend verschiedene Schrifttypen: Schriften mit „Serifen" und Schriften ohne. SERIFEN sind diese kleinen Ecken am Ende der Buchstaben, so wie Sie sie auch bei dem in diesem Buch verwendeten Schrifttyp finden. Die gebräuchlichsten serifenhaltigen Schriften sind wohl Times New Roman und Georgia. Bekannte serifenlose Schriften sind Arial oder Verdana.

Für den Fließtext, für die Absätze und Legenden, werden üblicherweise serifenhaltige Schriften eingesetzt, weil die Kanten am Ende der Buchstaben den Augen helfen, beim Lesen einer Zeile zu folgen. Für Überschriften dagegen kann man auch eine serifenlose Schrift benutzen – zwei verschiedene Schrifttypen zu kombinieren, ist möglich und gibt Ihrer Doktorarbeit ein ansprechendes Schrift-bild. Wenn Sie Times New Roman für den Fließtext einsetzen und zum Beispiel Verdana für Überschriften, haben Sie eine gute und solide Lösung gewählt. Wollen Sie Ihrer Arbeit jedoch ein individuelles Erscheinungsbild geben, können Sie auch eine andere Schriftart auswählen. Hierbei gibt es zwei Dinge zu beachten: Es muss eine seriöse Schriftart sein, schließlich handelt es sich um eine Doktorarbeit. Und: Wählen Sie eine Schriftart, die bereits auf Ihrem Rech-ner installiert ist. Andernfalls können Kosten entstehen, da Sie womöglich erst die entsprechenden Lizenzen erwerben müssen.

Überschriften unterscheiden sich vom Fließtext natürlich nicht nur durch den Schrifttyp, sondern auch durch ihre Größe. Je nach Schriftart sollte die Größe einer Überschrift 14 pt bis 16 pt betragen. Die Überschriften der Abschnitte und Unterpunkte erhalten natürlich eine kleinere Schriftgröße als die Überschriften der Kapitel. Außerdem können Überschriften durch einen Fett- oder Kursiv-druck hervorgehoben werden. Das Unterstreichen einer Überschrift ist möglich, führt aber leicht zu einem etwas nervösen Gesamteindruck. Setzen Sie alle Formate (fett, kursiv, unterstrichen) grundsätzlich mit Bedacht ein.

Die Schriftgröße des Fließtextes hängt von dem verwendeten Schrifttyp ab: Während bei Times New Roman die Größe 11 pt bis 12 pt betragen sollte, sind es etwa bei Arial nur 10 pt bis 11 pt (noch einmal der Hinweis: Viele Promotions-ordnungen regeln Schrifttyp und -größe.). Abbildungslegenden sowie die Fuß-noten der Tabellen erhalten eine geringere Schriftgröße als der Fließtext.

Auch der Zeilenabstand wird in vielen Promotionsordnungen vorgeschrieben. Wenn nicht, sollte er zwischen 1,2 und 1,5-fach liegen. Falls Ihnen der 1,5-fache Zeilenabstand zu „luftig" erscheint, können Sie mit einem 1,3- oder 1,2-fachen Abstand ein etwas kompakteres Schriftbild erzeugen.

All diese Einstellungen ändern Sie direkt in den Formatvorlagen des Standard-textes und der Überschriften. Keinesfalls sollten Sie einfach den Text markieren und Änderungen per Hand vornehmen. Die Gefahr, dass Sie dann einige Absätze übersehen, wäre zu groß und die Folge wäre ein sehr unruhiges Schriftbild.

Absätze

Der Abstand zwischen den Absätzen sollte größer als der Zeilenabstand sein – man stellt ihn unter der Rubrik „Absatz" ein. Ein Wert zwischen 6 pt und 12 pt ist für Standardabsätze angemessen, vor und nach Überschriften darf es auch etwas mehr sein. Wenn man möchte, kann man auch die erste Zeile eines Absatzes einrücken, um den Absatzwechsel zu markieren: Unter „Absatz" finden Sie die Rubrik „Sondereinzug". Dort wählen Sie „erste Zeile". Auch wenn Sie sich für diese Möglichkeit entscheiden, würde ich dennoch einen zusätzlichen Abstand zwischen den Absätzen einfügen, da das gesamte Seitenlayout dann viel klarer wirkt.

Absätze sollten keinesfalls länger als etwa eine halbe Seite sein, da der Leser die Informationen dann nicht mehr schritt-, sondern eher blockweise vorgesetzt bekommt und sie nur noch schlecht verarbeiten und aufnehmen kann. Etwa drei bis fünf Absätze pro Seite ist die Zahl, an der Sie sich orientieren sollten. Läuft ein Absatz nur über zwei bis drei Zeilen, ist er dagegen sehr kurz. Häufen sich solche kurzen Absätze, wirkt der Text unzusammenhängend und „aufgeregt".

Der Text eines Absatzes wird im BLOCKSATZ und nicht im sogenannten FLATTERSATZ dargestellt. Der Blocksatz ist bei Printmedien aller Art üblich – die linken und rechten Ränder der Absätze sind gerade, der Absatz sieht aus wie ein „Block". Beim linksbündigen Flattersatz sind die Zeilen unterschiedlich lang und die rechten Ränder entsprechend variabel. Bei zentrierten Texten sind die linken und rechten Ränder variabel. Für den Standardabsatz wählt man den Blocksatz. Linksbündig können Überschriften und Tabellenfußnoten formatiert werden. Zentriert werden eigentlich nur der Titel der Doktorarbeit und vielleicht die Widmung sowie die Felder einer Tabelle.

Seiten

Zwei gegenüberliegende Seiten sollten, wenn möglich, nicht nur aus Text bestehen, sondern sollten durch Überschriften, Abbildungen oder Tabellen aufgelockert werden. Andernfalls wirken diese Seiten etwas trist und sehr anstrengend (Abb. 23, oben). Wenn Sie jedoch Ihre Doktorarbeit so wie in diesem Buch beschrieben gegliedert haben, wird das kaum passieren (Abb. 23, unten).

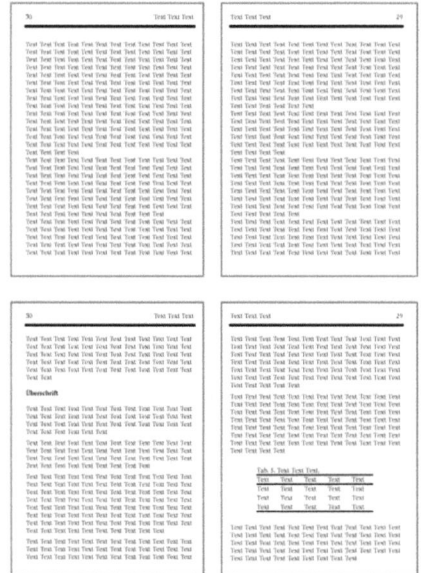

Abbildung 23. Seitenlayout. Zwei gegenüberliegende Seiten sollten nicht nur aus Text bestehen (oben), sondern durch Überschriften, Tabellen oder Abbildungen aufgelockert werden (unten). Zwischen den Absätzen sollten Sie etwas Abstand lassen (unten). Ohne diese Abstände wirken die Seiten sehr überladen.

Das Papierformat ist DIN A4. Falls Ihre Promotionsordnung zu den Seitenrändern keine Vorgaben macht, orientieren Sie sich an folgenden Richtwerten: oben

2,5 cm, unten 2,0 cm, links 2,5 bis 3,0 cm, rechts 2,0 bis 2,5 cm. Oft wird die Doktorarbeit als Buch, d. h. mit beidseitig bedruckten Seiten erstellt. Dann kann man über „Seitenlayout", → „Seitenränder", → „Seiten" und → „mehrere Seiten: gegenüberliegende Seiten" einstellen. Dann sind jeweils der Außenrand und der Innenrand der aufgeschlagenen linken und rechten Seite spiegelbildlich gleich.

Sehr unprofessionell wirken vor allem Seiten, die mit einer einzelnen, frei stehenden Zeile enden. Das passiert, wenn ein neuer Absatz begonnen wird, aber nur noch eine Zeile auf die Seite passt. Auch eine Seite mit einer allein stehenden, nackten Überschrift zu beenden, sieht hässlich aus (Abb. 24).

Gleiches gilt auch für den Seitenanfang, wenn allein die letzte Zeile eines Absatzes auf die nächste Seite rutscht (Abb. 24). In solchen Fällen beginnt die Feinarbeit am Layout. Dabei sollte man grundsätzlich für Überschriften die Option „Absatz", → „Seiten- und Zeilenumbruch" und → „nicht vom nächsten Absatz trennen" wählen. Auf diese Weise werden Überschriften nicht mehr vom folgenden Text getrennt.

Auch für die Absätze des Fließtextes gibt es die Option „diesen Absatz zusammenhalten", die einzelne Zeilen am Seitenanfang oder -ende verhindert. Wenn Sie diese Option wählen, werden Absätze, die nicht mehr vollständig auf eine Seite passen, komplett auf die nächste verschoben. Der Nachteil: Die Seiten werden nicht mehr gleichmäßig bis zum unteren Rand mit Text gefüllt. Das ist durchaus akzeptabel und wird die Bewertung Ihrer Doktorarbeit in keiner Weise beeinflussen.

Wer aber auf ein professionelles Layout Wert legt, kann hier noch etwas tun. So kann man die Anzahl der Zeilen der vorausgegangenen Absätze erhöhen oder vermindern, sodass am Seitenende oder am folgenden Seitenanfang keine einzelnen Zeilen, sondern mindestens zwei bis drei Zeilen stehen bleiben. Im Anschluss an die Abbildung 24 finden Sie die Maßnahmen, die helfen.

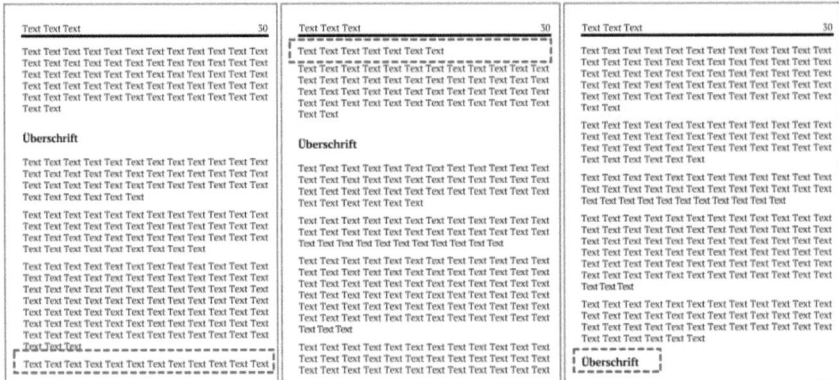

Abbildung 24. Fehler im Seitenlayout. Seiten sollten nicht mit einzelnen, frei stehenden Zeilen enden (links) oder beginnen (Mitte). Niemals darf eine Überschrift alleine am Seitenende stehen (rechts).

▶ **Silbentrennung:** Durch das Aktivieren/Deaktivieren der Silbentrennung in den vorausgehenden Absätzen lassen sich oft ein paar Zeilen einsparen bzw. dazugewinnen.

▶ **Laufweite:** Unter „Schriftart", →„erweitert" und →„Abstand (normal, erweitert, schmal)" kann man die LAUFWEITE eines Textes ändern: Die Abstände zwischen den Buchstaben werden dann etwas größer bzw. kleiner, sodass Absätze in der Summe entweder mehr oder weniger Zeilen enthalten.

Auf diese Weise kann man die Seiten relativ gleichmäßig mit Text füllen. Insgesamt kann man also sogar mit Word, was ja ein Textverarbeitungs-, aber kein Layoutprogramm ist, die Seiten seiner Doktorarbeit ansprechend und professionell gestalten. Es erfordert jedoch einen gewissen Aufwand. Das Arbeiten mit Layout- und Satzprogrammen wie LaTeX ist da einfacher. Jedoch müssen Sie sich natürlich erst intensiv in die Funktionsweise dieser Programme einarbeiten. Wenn Sie das jedoch tun, können Sie das Layout Ihrer Doktorarbeit perfektionieren. Sie müssen entscheiden, ob sich der Aufwand für Sie lohnt.

Kopf- und Fußzeile

Die Seiten der Doktorarbeit können, sofern es nicht vorgeschrieben ist, entweder in der Kopf- oder in der Fußzeile nummeriert werden. Achten Sie in jedem Fall darauf, dass die Nummerierung nicht mit der Titelseite, sondern mit der ersten Seite Ihres Textes beginnt. Die Titelseiten erhalten meist keine Seitenzahlen (Paginierung), die Verzeichnisse meist eine eigene Paginierung. Erst die Seiten des Textes erhalten eine Standardpaginierung, die sich bis auf das Literaturverzeichnis erstreckt.

Zusätzlich zur Seitenzahl können Sie auch den Titel des jeweiligen Kapitels in die Kopfzeile integrieren (KOLUMNENTITEL). Hierzu kann man einen „Schnellbaustein" einfügen: „Feld" →„StyleRef". Anschließend kann man die Überschrift auswählen, die in der Kopfzeile zusätzlich zur Seitenzahl erscheinen soll. Meist ist das die Kapitelüberschrift. Sie können außerdem wählen, ob ein solcher Kolumnentitel auf allen oder nur den ungeraden Seiten erscheinen soll. Kopfzeilen können durch horizontale Linien oder andere gestalterische Elemente vom Text getrennt werden (Abb. 25). Solange die Promotionsordnung dies gestattet und die notwendige wissenschaftliche Seriosität gewahrt bleibt, sind Ihrer Kreativität keine Grenzen gesetzt. Halten Sie dann aber einen ausreichend großen Abstand zum folgenden Text ein, da die Seiten andernfalls sehr „gestaucht" aussähen.

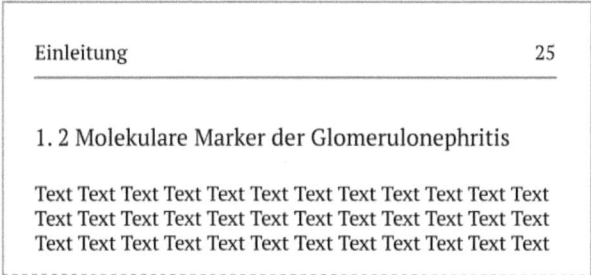

Abbildung 25. Gestaltung der Kopfzeile. Die Kopfzeile kann neben der Seitennummer auch den Namen des Kapitels tragen. Außerdem können Sie die Kopfzeile durch eine horizontale Linie vom folgenden Text trennen.

Abbildungen, Tabellen und Listen

Hoch auflösende Abbildungen sollten Sie erst jetzt, am Ende Ihres Schreibprojektes einfügen, da die großen Datenmengen der Bilddateien ein reibungsloses Arbeiten behindern würden. Achten Sie nicht nur auf die einheitliche Ausrichtung der Abbildungen (links, zentriert, rechts), sondern auch auf einheitliche Abstände zwischen dem Text und der folgenden Abbildung, zwischen der Abbildung und ihrer Legende sowie zwischen der Legende und dem darauf folgenden Text. Befindet sich eine Abbildung am Seitenanfang, sollte ihr oberer Rand mit dem Text der gegenüberliegenden Seite abschließen (Abb. 26). Gleiches gilt am Seitenende für die Abbildungslegende. Keinesfalls sollten Abbildung und Legende getrennt werden.

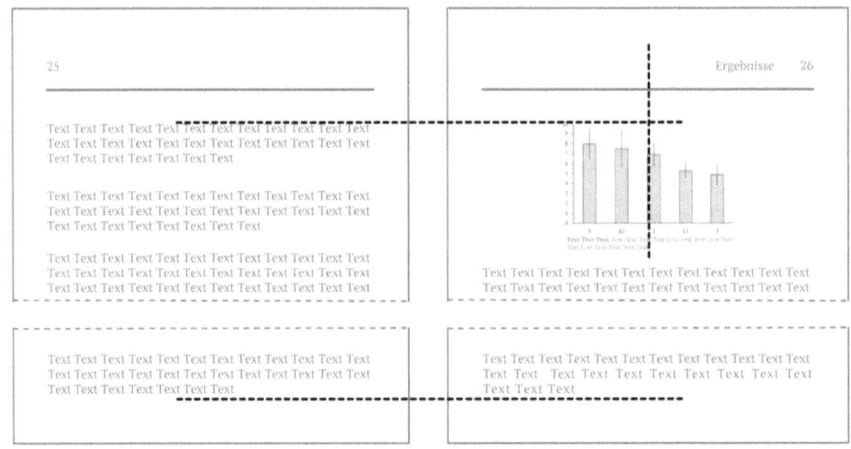

Abbildung 26. Abbildungen im Seitenlayout. Abbildungen am Seitenanfang sollten mit dem Text der gegenüberliegenden Seite abschließen. Abbildungen sollten einheitlich ausgerichtet werden (hier: mittig).

Wissenschaftliche Tabellen sollten klar und übersichtlich sein. In ihrer klassischen Darstellung hat die wissenschaftliche Tabelle, wie gesagt, lediglich drei horizontale Linien – nämlich oberhalb und unterhalb der Spaltenbeschriftung sowie am Ende der Tabelle. Die Stärke der Linien aller Tabellen sollte identisch sein. Gleiches gilt für die Abstände vor, zwischen und nach den einzelnen Tabellenelementen:

▸ Tabellentitel

▸ Tabelle

▸ Tabellenfußnoten

Achten Sie auch auf die einheitliche Ausrichtung der Spaltenbeschriftungen (meist zentriert) und der Zeilenbeschriftungen (meist linksbündig). Zwischen den einzelnen Tabellenfeldern sollten die Abstände ausreichend groß sein. Sind die Abstände sehr gering, können Sie die Tabelle vereinfachen, indem Sie zum Beispiel die wissenschaftlichen Einheiten nicht mehr hinter jeder Zahl nennen, sondern in der Zeilen- bzw. Spaltenbeschriftung aufführen. Weitere Möglichkeiten, eine Tabelle zu vereinfachen, finden Sie auf der Seite 94. Sofern Ihre Promotionsordnung nicht diese klassische Darstellung vorschreibt, können Sie natürlich auch Ihre Tabellen nach eigenen Vorstellungen layouten, indem Sie etwa mit farbigen oder grauen Schattierungen arbeiten. Das Tabellen-Layout sollte innerhalb Ihrer Doktorarbeit möglichst einheitlich bleiben.

. . . .

Praxis-Tipp: Ein Buch beginnt auf der rechten Seite

Blättern Sie einmal durch verschiedene Bücher, die Sie gerade zur Hand haben. Sie werden feststellen, dass sie eines gemeinsam haben: Der Text des Buches beginnt immer mit der rechten Seite des aufgeschlagenen Buches. Je nachdem, wie lang Ihre Verzeichnisse sind, könnte der Text Ihrer gedruckten Doktorarbeit jedoch auch auf einer linken Seite beginnen. In diesem Fall fügen Sie eine Leerseite ein.

. . . .

Wenn Ihre Doktorarbeit mehrere Listen enthält, sollten Sie auch hier eine einheitliche Darstellung anstreben. Diese einheitliche Darstellung betrifft:

▸ Symbole der BULLET POINTS

▸ Abstand zwischen Seitenrand und Symbol

▸ Abstand zwischen Symbol und Listentext

Häufige Layout-Fehler

Ein sauberes und klares Schriftbild und eine übersichtliche Seitengestaltung werten Ihre Doktorarbeit auf. Ein Zuviel an unterschiedlichen Formaten bewirkt jedoch das Gegenteil. Häufige Fehler sind:

▸ **Zu viele Zeichenformate im Fließtext:** Eine dezente Hervorhebung zum Beispiel englischer Begriffe durch den *Kursivdruck* lockert das Schriftbild auf. Die häufige Verwendung des **Fettdrucks** wirkt dagegen zu aufdringlich und laut. Zahlreiche Unterstreichungen wirken nervös.

▸ **Übertriebene Formatierung der Überschriften:** Haben Sie für eine Überschrift eine große Schriftgröße gewählt, dann sind der Fett- und Kursivdruck sowie Unterstreichungen überflüssig. Heben Sie sich diese Formate für die kleineren, untergeordneten Überschriften auf.

▸ **Zu viele Rahmen und Linien:** Wenn horizontale Linien die Kopf- und Fußzeile vom Text trennen und die Abbildungen und Tabellen einen eigenen Rahmen besitzen, wirken die Seiten schnell sehr überladen. Arbeiten Sie stattdessen mit freien Flächen, die den Texten, Abbildungen und Tabellen Luft zum Atmen geben.

Verzeichnisse

Der einfachste Weg, ein Inhaltsverzeichnis anzulegen, ist die Option „Verweise",
→„Inhaltsverzeichnis einfügen". Da Sie für alle Überschriften die entsprechenden Formatvorlagen benutzt haben, müssen Sie nur noch auswählen, ob alle
Überschriften im Verzeichnis erscheinen sollen (Standard) oder nur die Überschriften der obersten Hierarchien (zum Beispiel Überschrift 1–3). Das gesamte
Erscheinungsbild des Inhaltsverzeichnisses, die Formatierung der Verzeichniseinträge und die Füllzeichen zwischen Verzeichniseintrag und Seitenzahl, lassen sich individuell gestalten.

Aus dem Inhaltsverzeichnis sollten Aufbau und Struktur Ihrer Doktorarbeit
hervorgehen. In der Standardeinstellung entsprechen die Verzeichniseinträge
der Hierarchie der Überschriften: Untergeordnete Einträge sind kleiner und
etwas eingerückt. Beide Parameter, die Schriftgröße und der eingerückte linke
Rand des Eintrags lassen sich verändern und Sie können verschiedene
Varianten probieren, bis Sie ein optimales Ergebnis erreicht haben.

Das Literaturverzeichnis fügen Sie am Ende Ihrer Doktorarbeit mithilfe der
Literaturverwaltungssoftware ein (siehe Seite 100). Die Software erlaubt Ihnen
zahlreiche Einstellungen vorzunehmen, um auch dem Literaturverzeichnis den
letzten Schliff zu geben und das Layout an den Text anzupassen (Schrifttyp,
Zeilenabstand).

Zu guter Letzt: Denken Sie daran, das Inhalts- und Literaturverzeichnis nach
Abschluss aller Layout-Arbeiten zu aktualisieren und alle manuell erstellten
Verzeichnisse zu kontrollieren. Denn, wenn Sie das Layout Ihrer Doktorarbeit
bearbeiten, kann es leicht passieren, dass die ein oder andere Abbildung oder
Tabelle auf eine andere Seite rutscht.

Druck

Sind diese letzten Arbeiten abgeschlossen, können Sie Ihre Doktorarbeit nun als PDF und / oder als Printversion ausdrucken – zuerst für Ihren Betreuer oder Ihre Betreuerin, später für die Gutachter Ihrer Doktorarbeit und schließlich zur Veröffentlichung. Hier muss ein bestimmtes, formal geregeltes Vorgehen eingehalten werden, zu dem Sie Ihre Promotionsordnung konsultieren sollten.

Gibt es nach der Begutachtung Ihrer Doktorarbeit keine Änderungswünsche seitens der Gutachter, erhalten Sie die Druckfreigabe. Erst dann können Sie die letzte und finale Version drucken lassen und abgeben und haben es bis auf die Verteidigung Ihrer Arbeit (DISPUTATION, DEFENSIO) geschafft.

Doch bevor das geschehen kann, sind nun, zum Abschluss des Schreibprozesses, noch ein paar Entscheidungen und Kontrollschritte nötig. Zunächst sollten Sie die Promotionsordnung zu folgenden Fragen konsultieren:

▷ Genügt der *Upload* eines PDFs?

▷ Werden zusätzlich gedruckte Versionen verlangt?

▷ Ist es möglich, nur gedruckte Versionen abzugeben?

▷ Besteht die Möglichkeit, die Doktorarbeit als Buch von einem Verlag drucken und herausgeben zu lassen?

Egal, ob Sie Ihre Doktorarbeit elektronisch oder in gedruckter Form abgeben: In jedem Fall benötigen Sie ein DRUCKFERTIGES PDF. Ein druckfertiges PDF zu erstellen, ist heutzutage keine Kunst mehr. Sie müssen lediglich ein paar Einstellungen vornehmen – eine entsprechende Anleitung erhalten Sie von Ihrer Universität bzw. von der Druckerei, die Sie mit dem Druck beauftragen wollen. Achten Sie auf folgende Dinge:

▸ PDF-Format: PDF ist nicht gleich PDF, denn es existieren verschiedene Formate. Das muss Sie nicht beunruhigen, denn in der Anleitung Ihrer Universität oder Ihres Copy-Shops steht, ob Sie zum Beispiel die Standardeinstellung „Qualitativ hochwertiger Druck" oder ein bestimmtes Format wie „PDF/X-3" benötigen.

▸ Schriften sollten eingebettet sein und Ihr Schrifttyp sollte nicht durch sogenannte Geräteschriftarten ersetzt werden. Kontrollieren Sie nach Erstellung des PDFs daher alle SONDERZEICHEN wie Σ, Δ oder μ.

▸ Bilder sollten mit einer ausreichend großen Auflösung eingebunden werden. Hierzu müssen meist die Einstellungen des Word-Dokuments geändert werden, die eine automatische Komprimierung vorsehen. Für das PDF muss die gewünschte Größe der Bilder ausgewählt werden (oft 300 dpi).

▸ Der FARBMODUS des Textverarbeitungsprogramms wird meist automatisch in den Farbraum der PDF-Elemente umgewandelt. Normalerweise kein Problem – aber etwa bei Immunfluoreszenz-Bildern lohnt es sich, das Ergebnis noch einmal zu kontrollieren.

▸ Wird ein Bild im PDF nicht oder nur mit einem schwarzen Platzhalter dargestellt, liegt das manchmal an einer fehlenden *Ghostscript*-Datei, die dann installiert werden muss.

Kurzanleitung

[1] Wählen Sie seriöse Schrifttypen und angemessene Schriftgrößen und ord-nen Sie diese dem Standard-Text und den Überschriften in den entspre-chenden Formatvorlagen zu.

[2] Gestalten Sie das Layout der Absätze, indem Sie die Abstände vor und nach einem Absatz definieren. Kontrollieren Sie den Umfang der Absätze – sie sollten weder zu kurz noch zu lang sein.

[3] Gestalten Sie das Seitenlayout. Kontrollieren Sie die Seitenränder. Vermei-den Sie einzelne, frei stehende Zeilen am Seitenanfang und Seitenende.

[4] Gestalten Sie Kopf- und Fußzeilen. Fügen Sie entsprechend der Vorgaben Ihrer Promotionsordnung die Seitenzahlen ein. Gegebenenfalls müssen Sie zwischen Titelseiten, Verzeichnissen und Text einen Abschnittswechsel einfügen.

[5] Fügen Sie umfangreiche Abbildungen erst zum Schluss ein. Optimieren Sie das Layout Ihrer Tabellen.

[6] Aktualisieren Sie alle Verzeichnisse.

[7] Lassen Sie Ihre Doktorarbeit drucken bzw. erzeugen Sie ein PDF.

Am Ziel

Was den schriftlichen Anteil Ihrer Doktorarbeit anbelangt, sind Sie jetzt am Ziel. Es fehlt nur noch die mündliche Prüfung. Trotz der etwas furchtbar klingenden Bezeichnungen wie Disputation, Rigorosum oder Verteidigung ist die Prüfung wahrscheinlich für Sie keine wirkliche Hürde mehr, zumal Sie sich in den letzten Wochen oder Monaten so intensiv mit Ihrem Thema beschäftigt haben.

Der ganze Aufwand

Wird sich der ganze Aufwand, die praktische Arbeit in Labor oder Klinik, das Schreiben der Doktorarbeit und die Prüfung irgendwann bezahlt machen? Sicher, denn der Doktortitel kann ein bedeutsamer Karriereschritt sein – ganz gleich, ob Sie in der medizinischen Wissenschaft bleiben, an eine Klinik wechseln oder in einem Pharmaunternehmen anheuern.

Die nächste Frage: War es wirklich notwendig, sich so intensiv mit dem Schreiben der Doktorarbeit auseinanderzusetzen? Ja, das war es. Denn alles, was Sie in diesem Schreibratgeber gelernt haben, können Sie während Ihres weiteren Berufsweges noch gut gebrauchen – wenn Sie etwa einen Kongressbeitrag, einen englischsprachigen Originalartikel, Fallbericht oder Review schreiben oder eine medizinische Stellungnahme verfassen. Die Grundprinzipien des wissenschaftlichen Schreibens gelten nämlich auch für andere Textsorten und ein planvolles, strukturiertes Vorgehen ist in jedem Fall sinnvoll.

Blick zurück

Ich hoffe, Sie haben von diesem Schreibratgeber profitiert und einen guten und überzeugenden wissenschaftlichen Text geschrieben – ohne allzu viel Stress und Ärger. Denn auch das ist das Ziel des strukturierten Schreibprozesses: an jeder Stelle den Überblick behalten, alle Kapitel mit kühlem Kopf planen und jeden Absatz souverän schreiben. Ich wünsche Ihnen für Ihre weitere Karriere alles Gute.

Anhang

Material und Methoden – welche Details genannt werden müssen

Die hier gezeigte Liste kann natürlich nicht vollständig sein. Aber Sie erfahren, worauf es ankommt. Denken Sie daran: Der Leser muss in die Lage versetzt werden, Ihre Ergebnisse zu reproduzieren. Alle Experimente und Studien müssen Sie daher im Detail beschreiben.

Material

▶ Studienteilnehmer

Alter, Geschlecht, Gewicht, Diagnosen, relevante Laborwerte, Einschluss- und Ausschlusskriterien, Ethikvotum bzw. Studienregistrierung, informierte Einverständniserklärung

▶ Daten (retrospektiv)

Herkunft der Daten, Zeitraum und Ort der Datenerhebung, Auswahlkriterien, Einschluss- und Ausschlusskriterien

▶ Versuchstiere

Spezies, Stamm, Alter, Geschlecht, Gewicht, genetischer Hintergrund, Herkunft (kommerziell, wissenschaftlich), Tierhaltung, Tierversuchsgenehmigung

▸ Gewebe	Ursprung (Organ, Spezies), Herkunft (kommerziell, wissenschaftlich), Präparation und Fixierung
▸ Zellen	Herkunft (kommerziell, wissenschaftlich), Spezies, Zelltyp, Primärkultur oder immortalisierte Zellen, genetische Besonderheiten
▸ Bakterien	Herkunft (kommerziell, wissenschaftlich), Stamm, Antibiotika-Resistenzen
▸ Chemikalien	Reinheitsgrade mit CAS- bzw. EC-Nummern, soweit vorhanden
▸ Nukleinsäuren	Herkunft (kommerziell, wissenschaftlich), Markergene (Plasmide), Sequenzen (PCR-Primer)
▸ Antikörper	Herkunft (kommerziell, wissenschaftlich); gerichtet gegen: Antigen/Epitop/Spezies; isoliert aus: Spezies
▸ Medien, Puffer und Lösungen	Konzentrationen aller Bestandteile, inkl. pH-Wert
▸ Medikamente	Markenname (mit Name und Sitz des Herstellers) und generische Bezeichnung; Darreichungsform
▸ Versuchs-Kits (etwa zur DNA-Präzipitation)	Herkunft (kommerziell), Quellenverweis auf die Versuchsanleitung (die Methode muss aber dennoch beschrieben werden)
▸ Geräte und Verbrauchsmaterialien	genaue Bezeichnung (ggf. Katalognummer), Name und Sitz des Herstellers (Ort, Land); gilt für alle Verbrauchsmaterialien und Großgeräte (nicht für Tischzentrifugen)

Methoden

▷ Studiendesign
grundlegendes Design, Studiendauer und -zeitpunkt, Ort oder Region, Methoden zur Randomisierung, Studienregistrierung, ethische Richtlinien

▷ Interventionen (Studie)
Art, Dauer und Reihenfolge aller Interventionsschritte (inkl. Vorbehandlung [Anästhesie] und Nachbehandlung und Follow-up); Konzentrationen und Volumina aller eingesetzten Lösungen, Medikamente etc.; Versuchstemperatur, Geräteeinstellungen (z. B. Fließgeschwindigkeit bei Infusionen)

▷ Labormethoden
alle Arbeitsschritte entspr. Versuchsprotokoll mit etwaigen Abweichungen (alle Interventionen und Messungen, Inkubationszeiten, Temperaturen, Zentrifugationsgeschwindigkeiten, Vergrößerungen [Mikroskop], Geräteeinstellungen [z. B. PCR] usw.)

▷ Messungen
Art, Zeitpunkte, Dauer und Reihenfolge aller Messungen (Messmethode, erhobene Parameter inkl. wissenschaftlicher Einheit), Messparameter, Geräteeinstellungen (z. B. bei bildgebenden Verfahren)

▷ Patientenbefragung
Herkunft des Fragebogens inkl. Quellenangabe; Art der Fragen (ja/nein, skalierte Antworten, Einfach- oder Mehrfachwahl, Freitext etc.); Setting der Befragung

▷ Statistik
statistische Verfahren (Zusammenfassung von Daten, Ermittlung der Streuung, Einzel- oder Gruppenvergleiche, Berechnung Signifikanz oder Konfidenzintervall), verwendete Software (Name, Version, Hersteller [Name und Sitz der Firma]), Nennung des in der Doktorarbeit angesetzten Signifikanzniveaus (optional)

▷ Dienstleister
Dienstleister mit Name und Sitz der Firma

Formulierungshilfen: Übersichtssätze und Satzanfänge

Eine detaillierte Absatzplanung erleichtert das Formulieren. Hierfür schreiben Sie sich zunächst einen Übersichtssatz auf, sammeln Details in Stichpunkten und wählen geeignete Satzanfänge aus. Im Folgenden finden Sie zahlreiche Beispiele für eine solche Absatzplanung. Diese Beispiele stammen aus verschiedenen Kapiteln medizinischer Doktorarbeiten.

Einleitung

Aussage im Übersichtssatz; Thema der Information am Satzanfang

Die Herzinsuffizienz ist eine Erkrankung mit hoher Prävalenz und Inzidenz in Europa.

- ▶ Die Prävalenz ... [Details]
- ▶ Die Inzidenz ... [Details]
- ▶ Im fortgeschrittenen Alter ... [Details]

Ankündigung einer Liste im Übersichtssatz; Ordnungskriterium am Satzanfang

Drei mögliche Faktoren begünstigen die Entstehung der Herzinsuffizienz.

- ▶ Der erste Faktor betrifft ... [Details]
- ▶ Der zweite Faktor umfasst ... [Details]
- ▶ Der dritte Faktor beruht auf ... [Details]

Ankündigung eines Zeitverlaufs im Übersichtssatz; zeitliche Signale am Satzanfang

Der Beginn der Erkrankung ist zunächst asymptomatisch.

- ▶ Erste Symptome ... [Details]
- ▶ Später treten jedoch ... auf... [Details]
- ▶ In der Spätphase sind dann ... [Details]

Aussage im Übersichtssatz; bekannte Worte am Satzanfang

Eine erhöhte Zyklin D1-Expression wird während der Embryogenese und Kanzerogenese beobachtet.

- ▷ Während der Embryogenese … [Details]
- ▷ Während der Kanzerogenese … [Details]

Ankündigung Ursache-Wirkung im Übersichtssatz; Übergangsworte am Satzanfang

Die unmittelbaren Folgen beruhen auf der Bildung bakterieller Toxine.

- ▷ Diese … [Details]
- ▷ Darüber hinaus … [Details]
- ▷ Folglich sind … [Details]
- ▷ Schließlich … [Details]

Material und Methoden

Parameter und Methode im Übersichtssatz; bekannte Worte, Übergangswörter und Thema der Information am Satzanfang

Für das diabetische Fußsyndrom (DFS) wurde die Wahrscheinlichkeit des diagnosefreien Intervalls mittels Kaplan-Meier-Kurven geschätzt.

- ▷ Für den Endpunkt DFS wurden die Patientencharakteristika … [Details]
- ▷ Anschließend wurden nicht signifikante Variablen … [Details]
- ▷ In das finale Model wurden daher … [Details]

Name und Ziel der Methode im Übersichtssatz; Übergangswörter am Satzanfang

Um die zelluläre Eisenaufnahme zu untersuchen, wurden mikroskopische Aufnahmen angefertigt.

- ▹ Hierzu wurde ... [Details]
- ▹ Nachdem die Zellen ... [Details]
- ▹ Anschließend ... [Details]
- ▹ Eingesetzt wurden Vergrößerungen ... [Details]

Ergebnisse

Fragestellung mit methodischem Ansatz im Übersichtssatz; Themen und Übergangswörter am Satzanfang.

Um zu untersuchen, ob die Proteine p21 und p27 interagieren, wurden Zellen mit entsprechenden Expressionsplasmiden transfiziert.

- ▹ Die Zellen wurden dann ... [Details, methodisch]
- ▹ Anschließend wurde mithilfe spezifischer Antikörper ... [Details, methodisch]
- ▹ Western-Blot-Analysen zeigten, dass ... [Details, Ergebnisse]
- ▹ Außerdem ... [Details, Ergebnisse]
- ▹ Somit ... [Schluss-Satz, Antwort]

Hypothese und Ankündigung der Versuchsgruppen im Übersichtssatz; Übergangswörter und Signalwörter am Satzanfang

Im nächsten Schritt wurde untersucht, ob die Behandlung den Blutzuckerspiegel in beiden Versuchsgruppen reduziert.

- ▹ Hierzu wurden ... [Details, methodisch]
- ▹ In Gruppe 1 ... [Details, Ergebnisse]

▷ In Gruppe 2 ... [Details, Ergebnisse]
▷ Folglich ... [Schluss-Satz, Antwort]

Ergebnis im Übersichtssatz; Thema am Satzanfang

In 247 von 865 untersuchten kolorektalen Karzinomen wurde eine erhöhte Zyklin-D1 Expression gefunden (28,4 %).

▷ Die erhöhte Expression ... [Details]
▷ Im Mittel ... [Details]
▷ Andere Zyklin D-Isoformen ... [Details]

Diskussion

Beantwortung der Fragestellung im Übersichtssatz; Thema und Übergangswort am Satzanfang

In der vorliegenden Arbeit konnte gezeigt werden, dass sensorische Neuronen vom Vomeronasalorgan zum Hypothalamus führen.

▷ Mithilfe der Elektronenmikroskopie konnte ... [Details]
▷ Darüber hinaus zeigte sich im EEG, dass ... [Details]

Ankündigung einer einerseits-andererseits-Argumentation im Übersichtssatz; Übergangswörter am Satzanfang

Diese Behandlungsoptionen werden derzeit kontrovers diskutiert.

▷ Zwar ... [Details]
▷ Jedoch ... [Details]
▷ Daher ... [Details]

Ankündigung von Literaturdaten im Übersichtssatz; bekannte Worte am Satzanfang

Es gibt drei Theorien, die eine lange Entspannungsphase des *Musculus quadriceps femoris* erklären können.

- ▷ Die erste Theorie besagt ... [Details]
- ▷ Die zweite Theorie geht aus von ... [Details]
- ▷ Smith et al. postulieren dagegen in einer dritten Theorie ... [Details]
- ▷ Am wahrscheinlichsten gilt derzeit ... [Schluss-Satz]

Ankündigung der Selbstkritik im Übergangssatz; bekannte Worte und Übergangs-wörter am Satzanfang

Die Studienergebnisse sind wegen des eingeschränkten Stichprobenumfangs und der hohen Ausfall-quote nur eingeschränkt generalisierbar.

- ▷ Der Stichprobenumfang ... [Details]
- ▷ Die Ausfallquote ... [Details]
- ▷ Jedoch ... [Details]
- ▷ Zusammenfassend kann ... [Schluss-Satz]

Glossar

Was war noch gleich die IMRAD-Struktur, was bedeutet ‚Paraphrasieren‘? Wie unterscheidet sich das Name-Datum-System vom Nummern-System und was ist der Vancouver-Stil? Hier finden Sie Begriffe aus diesem Buch – kurz erklärt.

Abschnittswechsel	Wenn Sie an einem Word-Dokument arbeiten, finden Sie unter →LAYOUT und →UMBRÜCHE den Abschnittswechsel. Fügen Sie einen Abschnittswechsel ein, können Sie die Seitennummerierung sowie die Kopf- und Fußzeilen der einzelnen Teile Ihrer Doktorarbeit individuell gestalten.
Änderungen nachverfolgen	Bei Ihrem Textverarbeitungsprogramm können Sie unter →ÜBERPRÜFEN die Option →ÄNDERUNGEN NACHVERFOLGEN wählen. Dann bleiben alle Änderungen im Text sichtbar und können später entweder angenommen oder abgelehnt werden.
Blocksatz	Beim Blocksatz haben alle Zeilen eines Absatzes die gleiche Breite. Die linken und rechten Ränder sind gerade (↔FLATTERSATZ).
Box & Whisker-Plot	Mit einem Box & Whisker-Plot kann man auf einem Blick die Lage und Streuung numerischer Daten erkennen. Innerhalb der Box wird der Median durch einen waagrechten Strich dargestellt, die Enden der Box sind das obere und untere Quartil. Die Enden der „Antennen" sind die Minimal- und Maximalwerte.

Bullet Points	Liste, deren Elemente mit Aufzählungszeichen (Bullet Points) versehen sind. In Ihrer Doktorarbeit sollten Sie einheitliche Aufzählungszeichen verwenden.
Defensio	Die Defensio (Verteidigung) ist eine Prüfung zum Abschluss eines Studiums oder Dissertation. Hier werden die Forschungsergebnisse präsentiert und anschließend mit der Prüfungskommission diskutiert. Der Begriff DEFENSIO ist vor allem in Österreich gebräuchlich.
deskriptiv	In einem deskriptiven Forschungsprojekt (lat. *describere* „beschreiben") wird der Ist-Zustand durch die Erhebung empirischer Daten beschrieben.
Disputation	wissenschaftliches Streitgespräch (Prüfung) zur Erlangung eines akademischen Grades (siehe: DEFENSIO)
Druckvorlage, druckfertiges PDF	Dateiformat mit spezifischen Einstellungen, die für den Druck der Dissertation berücksichtigt werden müssen. Diese Einstellungen erfahren Sie entweder von Ihrer Universität oder von der Druckerei, die Sie beauftragen wollen.
Farbmodus	Eine Bilddatei kann in verschiedenen Farbmodi vorliegen. Im RGB-MODUS werden die Farben in drei Farbkanälen (Rot, Grün, Blau) verarbeitet. Der CMYK-MODUS basiert auf den Grundfarben Cyan (C), Magenta (M), Gelb (Y = Yellow) und Schwarz (K). Der RGB-Modus wird meist für die Darstellung am Bildschirm eingesetzt. Der CMYK-Modus wird zum Druck verwendet.

Flattersatz	Beim Flattersatz (links- oder rechtsbündig) sind die Zeilen eines Absatzes unterschiedlich lang. Nur das linke bzw. rechte Ende ist bündig ausgerichtet.
Formatvorlage	Mithilfe einer Formatvorlage können die wiederkehrenden Elemente eines Textes (Text, Überschriften etc.) einheitlich formatiert und gestaltet werden. Benutzt man für Überschriften die entsprechende Formatvorlage, kann das Inhaltsverzeichnis automatisch erstellt werden. Formatvorlagen können jederzeit verändert oder selbst erstellt werden.
Formatvorlage, Typ Absatz	Diese FORMATVORLAGE bezieht sich immer auf einen vollständigen Absatz bzw. auf einen Textabschnitt, der durch eine Absatzmarke beendet wird (z. B. Überschriften).
Formatvorlage, Typ Zeichen	Diese FORMATVORLAGE bezieht sich nur auf einzelne Worte oder Zeichen innerhalb eines Absatzes. So kann man z. B. Anglizismen ein einheitliches Erscheinungsbild geben (z. B. *kursiv*).
Fragestellung	„ob-Frage" (d. h.: es wurde eine Hypothese getestet)
Hamburger Verständlichkeitsmodell	Das Hamburger Verständlichkeitskonzept existiert seit den 1970er Jahren. Es definiert vier Merkmale der Verständlichkeit. Das zugrunde liegende Buch wurde 2015 in der zehnten Auflage publiziert (Langer I, Schulz von Thun F, Tausch R. Sich verständlich ausdrücken. 10. Aufl. Ernst-Reinhard Verlag, München/Basel 2015).

Hypothese	In der Medizin ist eine Hypothese eine unbewiesene Annahme, die nach Abschluss eines Forschungsprojektes entweder verifiziert (richtig) oder falsifiziert (falsch) werden kann. In der Regel kann man eine Hypothese als „ob-Frage" formulieren.
IMRAD-Struktur	üblicher Aufbau eines wissenschaftlichen Textes in *Introduction, Methods, Results, And Discussion*
Jargon	Ein Jargon ist eine für einen Berufsstand oder ein Milieu charakteristische Ausdrucksweise. In der mündlichen Kommunikation ist der Jargon meist in Ordnung. Für die schriftliche, wissenschaftliche Kommunikation ist er zu ungenau (Bsp. „Ich fälle die Proben." ↔ „Ich fälle die DNA [*aus den Proben*]).")
Kolumnentitel	Der Kolumnentitel steht in der Kopf- oder Fußzeile. Er entspricht meist der Kapitelüberschrift des entsprechenden Textabschnittes.
Kommentare	Unter →ÜBERPRÜFEN finden Sie die Option →NEUER KOMMENTAR. Mit dieser Kommentarfunktion kann man am rechten Rand Anmerkungen zum Text einfügen und braucht nicht in den Text hineinzuschreiben. Die Kommentarfunktion kann die Interaktion mit dem Betreuer oder der Betreuerin ungemein erleichtern.
kumulative Doktorarbeit	Diese Doktorarbeit wird nicht als zusammenhängender Text verfasst (→MONOGRAFIE), sondern besteht aus gesammelten Einzelpublikationen des Doktoranden oder der Doktorandin.

Latinismen	lateinische Fremdwörter
Laufweite	Abstand der Buchstaben in einem Textabschnitt; dieser kann enger oder weiter eingestellt werden, um die Laufweite zu verändern. Dadurch kann ein Absatz mehr oder weniger Zeilen umfassen.
Layout	Gesamtheit aller Gestaltungselemente eines Textes (Text mit Größe, Schrifttyp und Ausrichtung; Abbildungen und Tabellen mit Größe und Ausrichtung)
Limitationen	methodische Probleme bei der Durchführung von Experimenten oder Studien, die die Generalisierbarkeit der Befunde einschränken
Literaturverwaltungssoftware	Damit können Sie nach Fachliteratur recherchieren und die gefunden Quellen verwalten. Das Literaturverzeichnis kann automatisiert nach definierten formalen Vorgaben erstellt werden. Ein Literaturverwaltungsprogramm ist ein Muss für jeden Doktoranden und jede Doktorandin.
mathematische Operatoren	Das sind Symbole für mathematische Rechenoperationen oder Beziehungen zwischen Zahlen (z. B. Standardabweichung). Vor und nach diesen Symbolen setzen Sie ein Leerzeichen.
Mittelwert vs. Median	Beim Mittelwert werden die Werte addiert und durch ihre Anzahl geteilt. Der Median ist der Wert, der in der Mitte liegt. Bei symmetrisch verteilten Daten ist der Mittelwert meist die richtige Wahl. Der Median ist robuster bei Daten, die viele Ausreißer enthalten.

mittlerer Fehler	Der Standardfehler (*standard error of the mean*, SEM) beschreibt die Genauigkeit des Mittelwerts einer Stichprobe (↔ Standardabweichung, *standard deviation*, SD).
Monografie	klassische Doktorarbeit, die als ein zusammenhängender Text verfasst wird (↔ kumulative Doktorarbeit)
Name-Datum-System	Zitierstil, bei dem im Text der Name des Erstautors sowie das Publikationsjahr angegeben werden, um auf eine bestimmte Quelle zu verweisen; das Literaturverzeichnis wird dann alphabetisch sortiert.
Nature-Paper	Wissenschaftsjargon für einen Originalartikel, der in der Fachzeitschrift *Nature* erschienen ist
Nominalstil	Im Nominalstil wird eine Tätigkeit (analysieren) durch ein Hauptwort ausgedrückt (Analyse durchführen). Der Nominalstil gilt als Stilsünde, weil er sehr abstrakt klingt und mehr Worte benötigt als die natürliche Ausdrucksweise.
Nummernsystem	Zitierstil, bei dem die Quellen eines Textes fortlaufend durchnummeriert werden; das Literaturverzeichnis ist entsprechend aufgebaut.
Originalartikel	wissenschaftlicher Fachartikel zur Veröffentlichung von Studien oder Experimenten (↔ Übersichtsartikel)
Paginierung	Seitennummerierung eines Textes

Paraphrasieren	Beim Paraphrasieren gibt man einen gelesenen Sachverhalt mit eigenen Worten wieder, muss aber selbstverständlich die entsprechende Quelle angeben.
Peer Review	Begutachtungsprozess von Originalartikeln und Übersichtsarbeiten durch externe und unabhängige Gutachter
Promotionsordnung	formale und rechtliche Vorgaben zur Durchführung einer Promotion (inkl. Verfassen der schriftlichen Arbeit)
prospektiv	Um etwa eine Hypothese zu testen, wird eine Studie zunächst geplant und dann durchgeführt. Die Daten werden also in der Zukunft (prospektiv) erhoben.
Pubmed	englischsprachige Literaturdatenbank mit Schwerpunkt auf biomedizinischen Fachartikeln
P-Wert	Signifikanzniveau; Ausmaß der Evidenz gegen die Null-Hypothese
Reproduzierbarkeit	Die Experimente einer Doktorarbeit sollten so genau beschrieben werden, dass der Leser sie wiederholen und zu den gleichen Ergebnissen kommen kann (reproduzieren).
Research Paper	engl. für Originalartikel
retrospektiv	Im Gegensatz zu prospektiven Studien werden hier Daten analysiert, die in der Vergangenheit erhoben wurden.

Return-Taste	Eingabetaste oder Rückführtaste mit Zeilenschaltung (↵); im Text erzeugt sie den Beginn eines neuen Absatzes. Ein häufiger Layout-Fehler ist, die Abstände zwischen den Absätzen durch mehrmaliges Drücken dieser Taste zu erzeugen. Die Folge sind uneinheitliche Abstände und hässliche Lücken (stattdessen: Formatvorlage „Abstand nach").
Review	engl. für Übersichtsartikel; ein Review sollte nur in Ausnahmefällen zitiert werden, da man generell die Originalquelle nennen sollte.
Rigorosum	mündliche Prüfung im Rahmen einer Promotion
Scatter-Plot	Streudiagramm; hier werden zwei statistische Merkmale als Paar (Punkt) in ein Koordinatensystem eingetragen. Man erkennt auf einen Blick positive oder negative, starke oder schwache Korrelationen. Zusätzlich zu den Punkten kann eine Trendlinie eingezogen werden.
Schnellbaustein	Unter →EINFÜGEN können unter →SCHNELLBAUSTEINE zum Beispiel → FELDER ausgewählt werden, sodass im Text bestimmte Einträge automatisch ergänzt werden (z. B. Überschriften im KOLUMNENTITEL).
Sentence Outline	Gliederungstechnik; hier werden stellvertretend für einzelne Absätze vollständige Sätze formuliert.
Serifen	Linien oder „Zacken", die den Strich eines Buchstabens an dessen Ende und quer zu dessen Ausrichtung abschließen

SI-Einheit	physikalische Größen, die durch ein internationales Einheitensystem definiert sind
Sonderzeichen	Sonderzeichen eines Textes sind zum Beispiel griechische Buchstaben wie μ oder ∑. Vor dem Druck sollten Sie darauf achten, dass die diese Zeichen korrekt dargestellt werden. Probleme können entstehen, wenn Sie Ihren Text umformatieren und etwa einen anderen Schrifttyp auswählen.
Standardabweichung	Die Standardabweichung gibt an, wie groß die Streuung von Werten um einen Mittelwert ist.
Stellvertretersatz	siehe SENTENCE OUTLINE; ein Stellvertretersatz repräsentiert in einer Gliederung einen Absatz. Er kann als Anfangssatz des Absatzes meist stehen bleiben (→ TOPIC SENTENCE).
Suchfunktion	wichtiges Werkzeug Ihres Textverarbeitungsprogramms; mit der Suchfunktion lassen sich bestimmte Stilprobleme und etwa falsche Leerzeichen schnell aufspüren. Auch die durchgängige Verwendung der Abkürzungen lässt sich leicht kontrollieren.
Synonym	anderslautender Begriff gleicher / ähnlicher Bedeutung (z. B. Vorläuferzellen – Stammzellen); bei Fachbegriffen sollte auf Synonyme verzichtet werden.
Take-Home-Message	abschließende Schlussfolgerung, die das Ergebnis der gesamten Doktorarbeit in einem Satz zusammenfasst

Template	Vorlage zur einfachen und schnellen Gestaltung der Titelseiten einer Doktorarbeit
Topic Sentence	erster Satz eines Absatzes, der das gemeinsame Thema der folgenden Informationen vorwegnimmt
Trial & Error	ungerichtete Arbeitsweise; ein Text, der ohne Konzept und Gliederung sofort ausformuliert wurde (Trial), muss anschließend mehrfach umgeschrieben und überarbeitet werden (Error). Trail & Error ist das Gegenteil des strukturierten Schreibens.
Trouble-Spots	Textstellen, an denen Rechtschreibfehler sofort auffallen (z. B. Überschriften, Abbildungslegenden, Zusammenfassung)
URL	*Uniform Resource Locator*; exakte Internetadresse
Vancouver-Stil	Zitierstil (Nummern-System); dieser Stil wurde von Herausgebern verschiedener Fachjournale generiert, um einen einheitlichen Zitierstil zu schaffen.
Variable, unabhängige	veränderbarer Einfluss auf ein Untersuchungssystem von Außen
Verteidigung	mündliche Promotionsprüfung, bei der die Forschungsergebnisse präsentiert und diskutiert werden (→ DEFENSIO, → DISPUTATION)
WHO	*World Health Organization;* ,WHO' ist ein in der Medizin gebräuchliches Akronym. Dennoch würde ich diese Abkürzung im Text einführen. Andere Akronyme haben sich im allgemeinen Sprachge-

brauch dagegen so etabliert, dass sie nicht mehr erklärt werden müssen (*Laser: Light Amplification by Stimulated Emission of Radiation*).

Zeichenformate	Fett- und Kursivdruck, Unterstreichung, Schriftart und -größe, Schriftfarbe
Zielsetzung	Ziel einer Doktorarbeit (Problemstellung einer deskriptiven Arbeit)

Weitere Bücher für die medizinische Forschung

Ich hoffe, dieser Ratgeber hat Ihnen gefallen und Sie fühlen sich jetzt gut vorbereitet, um Ihr Projekt ‚Doktorarbeit‘ problemlos und stressfrei meistern zu können. Vielleicht wollen Sie im Rahmen Ihrer Promotion auch einen Originalartikel publizieren oder ein wissenschaftliches Poster auf einem Kongress präsentieren. Wenn ja, dann habe ich da etwas für Sie:

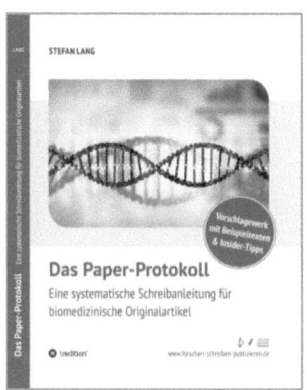

Das Paper-Protokoll
Eine systematische Schreibanleitung für biomedizinische Originalartikel

Verlag: tredition GmbH, Hamburg

ISBN Paperback: 978-3-7345-4167-4

ISBN Hardcover: 978-3-7345-4168-1

ISBN e-Book: 978-3-7345-4169-8

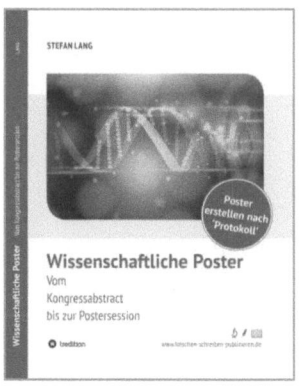

Wissenschaftliche Poster
Vom Kongressabstract bis zur Postersession

Verlag: tredition GmbH, Hamburg

ISBN Paperback: 978-3-7469-2343-7

ISBN Hardcover: 978-3-7469-2344-4

ISBN e-Book: 978-3-7469-2345-1

Besuchen Sie doch auch meinen Scientific-Writing-Blog. Hier finden Sie weitere Informationen, Tipps und Tricks: **www.forschen-schreiben-publizieren.de.**